Permiso
incondicional

Permiso
incondicional

CAMILA SERNA

Permiso
incondicional

Una guía para comer sin sufrir,
habitar tu cuerpo y transformar
la ansiedad en confianza

Grijalbo

MIXTO
Papel | Apoyando la silvicultura responsable
FSC
www.fsc.org
FSC® C199593

Penguin
Random House
Grupo Editorial

Título original: *Permiso incondicional*
Primera edición: agosto de 2025

© 2025, Camila Serna
© 2025, Penguin Random House Grupo Editorial, S.A.S.
Carrera 7ª No.75-51. Piso 7, Bogotá, D. C., Colombia
PBX: (57-601) 743-0700

Diseño de cubierta: Penguin Random House Grupo Editorial / Juan Camilo Ortiz Alfonso
Ilustración de cubierta: © Freepik

Impreso en Colombia – *Printed in Colombia*

ISBN: 978-628-7649-98-9

Compuesto en caracteres Solitas Serif

Impreso por Editorial Nomos, S.A.

Para mi hijo, Cristóbal.

Contenido

Introducción

Cada vez que ocurre me sorprende. Digo: "Tienes permiso para comer. *Permiso incondicional*". Estas palabras impronunciables parecen disolver un conjuro. La mujer, atónita, exhala y dice: "¿De verdad?". "Sí. *Puedes comer lo que quieras comer*".

Sé que muchos lectores saltarán de su silla enrabiados, porque en este mundo la comida se volvió la única pieza de un rompecabezas imposible: comer "perfecto" garantiza un resultado perfecto. Todo un acertijo por resolver. ¿Qué comemos para salvarnos? ¿Qué evitamos porque nos destruye? Es la comida en pugna: la "mala" contra la "buena".

Abordo el *permiso incondicional para comer* dentro de un contexto que explicaré más adelante. No invito a los lectores a nadar en una piscina de papitas fritas mientras se atiborran al máximo. Sé que existen razones por las que elegimos sabiamente no comer ciertos alimentos. Sin embargo, le hablo al lector que se siente incapaz de comer sin reglas o control, que piensa que su instinto para comer está dañado porque oscila entre un estricto control de la comida y episodios de descontrol en los que come como no quiere comer. Me dirijo al lector a quien este ciclo ansioso le refuerza la creencia de que hay algo mal en él.

A quienes olvidaron la confianza en que saben comer les digo: vamos a deshacer la red de restricción que los sujeta, esa maraña en que los enredó la cultura; vamos a desatarla para comer sin culpa, disfrutando, confiando en sus elecciones, que no serán perfectas, pero serán sabias en la medida en que confíen en que saben comer. Me atrevo a hablar así porque funciona.

La primera vez que leí sobre *el permiso incondicional para comer* fue en *Alimentación intuitiva*, un libro publicado originalmente en 1995, en el que las nutricionistas estadounidenses Evelyn Tribole y Elyse Resch plantean diez fundamentos para restablecer el vínculo sano con la comida. El fundamento número tres de este libro, "Hacer las paces con la comida", requiere del *permiso incondicional para comer* todo lo que uno quiera comer, sin categorías de comidas "buenas" y "malas", sin pagar penitencias de ningún estilo (tipo: "Hoy como galletas porque mañana empiezo dieta").

Desde la publicación del libro (y tras cuatro revisiones), cada vez más estudios respaldan la propuesta de Tribole y Resch como un enfoque efectivo para reconectar con nuestros mecanismos intrínsecos de hambre y saciedad. Es decir, no se trata de descuidar nuestros hábitos alimenticios, sino de confiar en que sabemos cómo comer.[1] Lo hacemos prestando atención a lo que sentimos comiendo, legitimando nuestra hambre, fomentando la curiosidad y la compasión en el proceso.

Debemos trabajar en desarrollar mejores hábitos alimenticios, saber cuándo decir sí o no a la comida. El *permiso incondicional* será un eje esencial para recuperar la sabiduría interna de la autorregulación con el alimento cuando se atrofia por cuenta de la restricción, las dietas, el control. Vivimos en un ambiente de excesivo terrorismo alimentario; de comida "buena", "mala" o que engorda, que es malsana. Tal vez creemos que estas categorías nos ayudan a elegir, pero la verdad, los desórdenes alimenticios se han duplicado, como se evidencia en un estudio publicado en mayo de 2019 en *The American Journal of Clinical Nutrition* (AJCN), que reportó un incremento del 3.5 % en el periodo de 2000-2006 al 7.8 % para el periodo de 2013-2018.[2] Aun cuando los desórdenes alimenticios son enfermedades mentales influenciadas o causadas por factores biopsicosociales (genética, biología, ambiente o contexto social), nuestro

1   Linardon, Jake; Tylka, Tracy; Fuller-Tyszkiewicz, Matthew. *Intuitive Eating and its Psychological Correlates: A Meta-Analysis*. 2021. https://pubmed.ncbi.nlm.nih.gov/33786858/

2   Galmiche, Marie; Déchelotte, Pierre; Lambert, Grégory; Tavolacci, Marie Pierre. "Prevalence of Eating Disorders Over the 2000–2018 Period: A Systematic Literature Review", *The American Journal of Clinical Nutrition*, Volumen 109, Mayo 2019. https://www.sciencedirect.com/science/article/pii/S000291652203177X?via%3Dihub

entorno alimentario incita a la restricción, a los rituales de control con la comida, al monitoreo excesivo del peso. Estas conductas, normalizadas e incluso alabadas en la cultura, son señales de alarma y de riesgo para el desarrollo de un trastorno de la conducta alimentaria (TCA).

Con frecuencia, no hay un diagnóstico, pero sí una forma de comer desorganizada, compulsiva. No todas las luchas escalan a un diagnóstico (depende de su severidad, persistencia y de qué tanto impactan negativamente la vida). Aun así, luchas más pequeñas dejan su estela de daños. Es un error subestimar cualquier grado de estrés frente a cada plato de comida.

A mi consulta de *coaching* llegan mujeres que tienen atracones, pero no lo saben; nunca han oído del término, pero sí reconocen el problema y sienten vergüenza. Llegan también mujeres que jamás habían peleado con su comida hasta que empezaron a preocuparse por los carbohidratos porque son malos; mujeres que ya no comen huevos o frutas, mujeres que buscan una forma de comer "pura" que no admite el más mínimo aditivo ni una pizca de azúcar. Con ellas, practicamos el *permiso incondicional* y otros conceptos que planteo más adelante. Las invito a soltar la rigidez, la costumbre de categorizar comidas como "malas" o de alimentarse deficientemente. Necesitan nutrirse para afianzar una serenidad que les permita elegir comida con sabiduría, sin compulsión (su cuerpo no quiere subsistir a punta de galletas o papitas fritas). En su capacidad para comer galletas sin creer que han cometido una grave ofensa reside la capacidad de decir "no" a una galleta, de olvidarse de que las compraron o preguntarse si realmente les gustan; y la capacidad de disfrutarlas sin compulsión, culpa o castigo.

Te diré cómo llegar ahí, te contaré cómo el *permiso incondicional* se articula con otras herramientas para dejar de lado la restricción. No creo en las luchas en blanco y negro contra la comida ni que debamos microgerenciar cada bocado, lo cual no quiere decir que no reconozca la importancia de alimentarse bien o no sea consciente de los beneficios y daños de los alimentos. Creo en el *permiso incondicional para comer* porque, ¿qué tan sabiamente podemos elegir si andamos creyendo que la comida es un campo minado, o que no merecemos o no sabemos comer? El permiso nos reconecta con la verdad: somos capaces de elegir comida y merecedores de comerla. Proteger esta verdad es más importante que adorar o demonizar cualquier alimento por más ultranutritivo o ultraprocesado que sea.

Darnos permisos es más saludable que muchas otras cosas que nos ofrecen para vivir cien años. Más saludable que ponernos dispositivos de monitoreo en la muñeca y comprar los mil suplementos que tanto prometen. Por eso, hablaré de la relación con la comida y la salud mental, especialmente de la ansiedad, de lo difícil que resulta a veces ocupar espacio y vivir en un cuerpo, sobre todo para las mujeres. La relación con la comida no ocurre en el vacío: está atravesada por toda suerte de elementos, desde la capacidad adquisitiva y los dictámenes sociales hasta los mismísimos cimientos de nuestras creencias sobre el espacio que ocupamos. ¿Creemos que debe ser un espacio pequeño, apenas una rendija al margen del mundo?

No quiero vivir cien años si mi salud mental está quebrada, si me siento incapaz de manejar mi comida, mi vida, si estoy en pleno ataque de ansiedad y mi cuerpo es un globo que se aleja de la Tierra. Desenredar el nudo de la ansiedad se torna fundamental hoy en día; además, hacerlo favorecerá nuestra relación con la comida porque los trastornos de ansiedad son una comorbilidad frecuente cuando se presentan trastornos de la conducta alimentaria. Según la Asociación Nacional de Desórdenes Alimenticios de Estados Unidos (NEDA, por sus siglas en inglés), el 48 % de los adultos con anorexia nerviosa, el 81 % de los adultos con bulimia nerviosa y el 65 % de los adultos con trastorno por atracones presentan al menos un trastorno de ansiedad concurrente. A menudo, la ansiedad precede al desorden alimenticio y prevalece después de la recuperación de este. Por eso, miraré de frente la ansiedad más ruidosa que perfora la calma con sus pensamientos intrusivos a las tres de la mañana, la que grita que no seremos capaces de manejar lo que viene, que la vida nos quedará grande.

Introducción

Las mujeres que me piden consulta me hablan con frecuencia sobre su ansiedad. Tratan de corregir su cuerpo, mientras microgerencian su existencia, intentando controlarlo todo, sin que nada se les escape de las manos. Cuando tengo enfrente a una mujer que siente mucha ansiedad, sé exactamente de qué me habla, lo cual es útil. Yo también he querido meterme en una torre de control, manipular la vida a mi antojo con botones y palancas, mientras la observo desde un pequeño visor. No existe dicha torre, la he buscado. Es la trampa de vivir encapsulados en nuestros cráneos, rumiando, atando y desatando cabos, como si fuera una forma sensata de vivir.

Después de escribir mi primer libro, *Yo debería ser flaca*, mujeres de diversos pesos, edades y contextos me contaron historias sobre dietas inimaginables y sobre la presión de adelgazar y sostener la pérdida; me contaron sobre sus desórdenes alimenticios y el miedo a la comida, sobre la insatisfacción corporal y la gordofobia, que se incrusta en todo. Principalmente, escuché a mujeres que luchan porque la cultura irrumpió en su cuerpo, en su mente, haciéndolas creer que deben justificar su existencia con un cuerpo determinado, con unas maneras preconcebidas de existir. Por eso, me gusta el *permiso incondicional*: si lo practicamos nos cubre su savia, nos protege de una cultura gordofóbica y de dieta que nos hiere (no a todos nos hiere de la misma manera, pero siempre confunde, miente). Además, el *permiso incondicional* es aplicable a otras áreas de la vida. Puedes darte el *permiso incondicional* para tomar siestas aun cuando aprendiste que la productividad debía anteponerse a ti misma; lo puedes aplicar a los ratos desprovistos de metas cuando ves a la gente pasar, cuando contemplas algo porque sí; o lo puedes usar para ir develando tus facetas más sombrías y acogerlas, hacer de ellas arte, poemas, recetas.

A mí, darme permisos me reconecta con lo más digno: el derecho a habitar mi experiencia tal cual es.

Adicional al *permiso incondicional para comer* que abordaremos en la primera parte del libro, las partes dos y tres se enfocarán en el *permiso para sentir* y el *permiso para existir en el cuerpo,* temas relevantes porque habitamos este planeta para experimentar la vida y la única forma de hacerlo es sintiéndolo todo desde el cuerpo. El sincretismo entre permisos te ayudará si flaqueas de un lado. Si tu relación con la comida se complica, el permiso para sentir te ayudará a navegar la frustración, el miedo, la ansiedad; flotarás en tu permiso hasta puerto seguro, tomarás decisiones y sabrás cómo ayudarte.

Adicionalmente, en la segunda parte que aborda el permiso para sentir, profundizaré en la salud mental, particularmente en la ansiedad, y te brindaré recursos para que confíes en lo que sientes. Por último, entenderás lo que es el permiso para existir, reconociendo que eres la vida que habita en tu cuerpo. La cultura inspira miedo en muchas áreas, así que espero que este libro restablezca una confianza en ti misma que devenga en confianza en la vida. Además, aportaré algunas reflexiones sobre el entramado cultural, tantas cosas mal hechas que irrumpen en lo sagrado de la experiencia. Sin embargo, reitero: ningún constructo social ni la ansiedad más paralizante pueden negar tu experiencia, tu derecho a intimar con tu vivencia hasta verla como preciosa. Para eso, no necesitas nada diferente a lo que eres: desde ahí nos embarcamos.

He conversado con mujeres de todos los tamaños que aplazan su vida esperando a lucir como "deberían". Mujeres en pausa que empeñan su presente por un futuro abrillantado que jamás llega. Me hablan de cuerpos muy gordos, muy flácidos; de cuerpos que son poco, que son mucho, que procuran disminuir, pero no pueden. La solución que les ofrece la cultura es hacer dieta. Eso hacen: dejan de comer lo suficiente, se irritan y se aíslan, bajan de peso, lo recuperan y frecuentemente ganan unos kilos más[3]. El resultado es una creciente insatisfacción en cada etapa del camino. Otras dedican largas horas al día a ejercitarse,

---

3   Numerosos estudios evidencian que, después de unos años, la mayoría de personas recupera el peso que perdió en una dieta, e incluso sube un poco más.
   Wolpert, Stuart. "Dieting Does Not Work, UCLA Researchers Report", *UCLA Newsroom*. Abril 2007. https://newsroom.ucla.edu/releases/Dieting-Does-Not-Work-UCLA-Researchers-7832

son la imagen *fit* glorificada en la cultura popular; nadie a simple vista intuye una lucha interna. Sin embargo, estas mujeres también viven lejos de su cuerpo, en guerra, porque nada es suficiente.

Ya sé qué funciona y cuál es el camino: ser lo que somos, ocupar el espacio que temporalmente se nos ofrece, sin disculparnos, sin hacernos pequeñas (literal o metafóricamente); sin creer que deberíamos perseguir nuestras versiones optimizadas porque son más felices, más delgadas, más sobresalientes, mientras desatendemos el presente.

En todo caso, abordar ideas tan amplias como el *permiso para sentir* o *existir* en el cuerpo será una charla abierta porque no pretendo tener respuestas definitivas. Te invito a explorar los enigmas desde diferentes ángulos. ¿Cómo pueden ayudarnos la educación en salud mental y sistema nervioso, el feminismo y la historia en el camino de reparación para confiar en que fuimos diseñados para la vida?

A las mujeres, en particular, la cultura nos incita a creernos un cuerpo que debe perfeccionarse, presentarse, intervenirse, subyugarse, decorarse. Ese cuerpo decorado es inanimado, no lo habitamos realmente porque existe para agradar. El crítico de cine John Berger dijo: "Una mujer debe contemplarse continuamente. Ha de ir acompañada casi constantemente por la imagen que tiene de sí misma. Cuando cruza una habitación o llora por la muerte de su padre, a duras penas evita imaginarse a sí misma caminando o llorando. Desde su más temprana infancia se le ha enseñado a examinarse incesablemente". En 1949, Simone de Beauvoir ya lo había dicho: "Una mujer no nace, se hace". Sobre feminismo como recurso hablaré más adelante; será un antídoto de varios que te presentaré.

Al final, busco que permitas tu experiencia *incondicionalmente*. Para hacerlo, tendrás que aprender sobre la aceptación, un pilar de la sanidad emocional. Hablaremos sobre el amor propio, un concepto que a veces es rechazado porque ha sido reducido a una mera individualización, a la búsqueda solitaria del automejoramiento. De acuerdo: la obsesión con querernos presenta riesgos, pues nos aleja de la comprensión de que somos seres relacionales y sanamos en conjunto. El discurso sobre el amor propio que refuerza la idea de que estamos "rotos", o equipara *quererse* con *sentirse bien*, es un verdadero coctel de problemas para nuestra salud mental. Así que no me interesa ir por ese lado, pero sí vamos a hablar sobre fortalecer nuestro autoconcepto, porque importa. Lo que creemos de nosotros mismos se forja desde la voluntad por permitirnos nuestra experiencia como venga, sin añadir el dolor de resistirnos o de huir de ella. Desde esa aceptación radical de la realidad tomamos las decisiones pertinentes para construir confianza en que sí podemos enfrentar la vida.

La magia ocurre cuando vivimos sin evadirnos; nos observamos tomando pequeñas buenas decisiones, tenemos la evidencia del camino recorrido, sabemos qué dolió, o si costó pararse en la mañana, pero lo hicimos. Cada pequeña victoria cuenta, los diminutos pasos cuentan, el coraje va sumando, construye cimientos. Cada vez que elegimos no ausentarnos y presentarnos a nuestra vida, aprendemos a querernos porque sí. Al *permiso incondicional* para comer/sentir/existir se le borran los contornos; nos queremos porque existimos. Quererse se torna entrañable, íntimo, indestructible. Nos anuda con amor a nosotros mismos. Ese es el amor propio que me interesa. Caemos en cuenta: *nadie más ocupa mi espacio, nadie conoce lo que conozco; me conmuevo porque he sido testigo de cada uno de mis pasos.* Eso tiene un valor. Esta intimidad es lo contrario a seguir mandatos e ideales que dictan cómo deberíamos ser. Lo sé porque de allá vengo: también he batallado contra mí misma.

Yo aún no me doy el *permiso incondicional* para ser o sentir. Tengo mis días de querer ser otra cosa. No encajo en el modelo propuesto de felicidad, berraquera o consistencia para hacer el reto de veintiún días de ayuno. A veces siento que vivo en el mundo al revés y quisiera que las cosas se me dieran más fácil. Así que no seré la experta que culminó la asignatura. Sin embargo, desde que practico el *permiso incondicional* soy un ojo abierto que se interesa por la vida. El filósofo Maurice Merleau-Ponty me ofrece una luz: "El hombre sano no ha eliminado sus contradicciones, sino que las incorpora en las entrañas de su trabajo".

Eso hago.

Ofrezco mis entrañas, mis horas sintiendo la vida, lo cual es altamente demandante. Pero aún no me rindo. Continúo. Somos humanos que persisten; continuamos y lo hacemos tantas veces como sea necesario. Dar el paso siguiente. Luego el siguiente y el siguiente. En mis mejores días llego a las orillas de una existencia que me conmueve. He tenido desórdenes alimenticios, insatisfacción corporal, insomnio crónico y dos diagnósticos de ansiedad. Me he cansado de vivir pero, como dice Andrea Gibson, poeta de Estados Unidos, "cada vez que digo que quiero morir, lo que realmente digo es que estoy dispuesta hacer cualquier cosa para vivir".

Cada una de mis consultantes está en lo mismo: brindándose lo necesario para poder vivir bien. Yo digo: démonos el *permiso incondicional* para comer/sentir/existir. Tal cual somos.

Miremos qué pasa.

Una nota sobre los permisos incondicionales

Escribí este libro tres veces. La tercera es la vencida. Será el *permiso incondicional* lo que me abra la puerta. Un día, mi tía Carmen me dijo en medio de una conversación sobre el diagnóstico de cáncer de mi mamá: "Cami, somos humanitos, ¿qué le vamos a hacer?". Sí: ante las noticias más devastadoras emerge la humanidad más pura y asustadiza, también la más poderosa. En el 2023, año en que murió mi mamá, necesité todos los permisos que requiere un humano que pierde a su madre. A veces, mi lógica no sabía qué dolía ni dónde; cuando la mamá de uno sufre, algo enterrado en uno sufre, algo que no necesariamente se sabe qué es. Sin embargo, mi sistema nervioso sí lo sabía y me arrastró por parajes que no quería visitar. Ese año reconfiguré estructuras caducas al interior pero, sobre todo, me quedó la sensación de ser más fuerte porque practico el *permiso incondicional* para experimentar mi condición humana que, como dice la académica Kate Bowler, no tiene cura. Practico el permiso cuando detesto lo que ocurre, cuando me rindo y quiero aceptarlo todo porque estoy agotada. Practico cuando lloro y algo se suelta, como el árbol que se desune de sus hojas. Practico cuando me enamoro de la existencia y todo me fascina.

En todo caso, mi sistema nervioso desregulado me enfermó y tuve que restringir mi comida (cosa que no hago hace años) porque asumí que la solución a mi caos vendría de mi capacidad de elegir comida (me equivoqué). Esos meses de restricción fueron durísimos; me arrebataron una fuente de placer que me conecta con mi esencia. Recordé lo que se siente restringir, la manera cómo la comida abarca más espacio mental del que quisiéramos. Restringí por salud, pero activó lo mismo: ansiedad por comer. Perdí peso y pensé en lo tóxico de una cultura de dieta que anhela perder peso a toda costa. Pienso en las mil pastillas, inyecciones, dietas, batidos, operaciones, y no puedo creer que la gente diga cosas como: "Lamento que te hayas enfermado, ¡pero al menos perdiste peso!". Qué vergüenza, realmente.

Ese año reafirmé, sobre todo, que los permisos incondicionales me ayudan a confiar en mi experiencia humana. Hablaré de todo esto porque necesitamos hacernos la existencia más fácil, pegarnos a menos ideales de cómo comer y cómo ser.

Además, sé que el permiso para comer ha ayudado a la gente a recuperarse de su relación desordenada con la comida, mientras que la rigidez nunca lo ha hecho.

Hace más de quince años que superé mi desorden alimenticio. Me di el permiso de comer y he probado la comida más deliciosa. La escritora Cole Arthur Riley espera que cuando llegue la hora de acceder a su cielo, la reciba un Dios que sepa de las tortas de maíz que hacía su abuela. La entiendo, mi cielo también incluye comida.

En el año 2013, le di la vuelta al mundo trabajando en labores de campo en fincas, y el recuerdo de la comida es el que más se destaca: los panes de masa madre de Phillipe, el francés que vivía fuera de la grilla, en una casa que era un desorden, y preparaba comida estupenda; los quesos de cabra de Dahlia en Israel, que tenía un esposo adicto al café, y cuando dejó de tomarlo, comenzó a gritarles a los voluntarios.

Me gusta comer en mi casa porque a los huevos les agrego tahine, orégano, tomates, y los pongo sobre la arepa santandereana, y también como pesto sobre el arroz, mucha ensalada y todas las frutas que me cruzo. Sé qué me gusta, también estoy dispuesta a probar cosas nuevas. Me encanta comer lo que cocina mi hermano Diego que busca qué se inventa con lo que hay, y cada vez saca un plato mejor que el anterior. Mi hijo, Cristóbal, también hace sus propias combinaciones y come con tanto gusto que uno sabe que la comida lo nutre a muchos niveles. Soy una persona que confía en su manera de comer y come autorreguladamente; es decir, en sintonía con su cuerpo. También me equivoco a veces; como el postre con demasiada crema que me infla la panza, y ya sé cómo me va con eso, pero jamás hay un reproche, culpa o la necesidad de compensar o de negar mi hambre. Eso ya no existe para mí.

Eso deseo para ti.

Sobre los ejercicios de escritura

En mis procesos de *coaching*, semana a semana, hago muchas preguntas. Acudo a este recurso porque es muy efectivo para ayudarnos a entender qué es lo que nos pasa; organiza nuestra mente y experiencia. Este libro incluirá también muchas preguntas en cada sección para animarte a que hagas algo de *journaling*, una práctica que tiene varios beneficios: nos ayuda a regular nuestras emociones, nos permite ver nuestro mundo interior con más claridad, fomenta la creatividad y reduce el estrés. Escribir es terapéutico, te permite entrar en ti misma y revisar tus creencias, lo que das por hecho, lo que asumes pero realmente no sabes, lo que estás sintiendo muy adentro o muy a flor de piel y aún no tiene palabras. Todo lo puedes escribir, también hay permiso ahí. El papel no te prohíbe nada. Entonces, espero que te animes, que compres un cuadernito y vengas a escribir conmigo.

PARTE I

Permiso incondicional para comer

La comida es un tema controversial, lo sé. Estamos familiarizados con enunciados alarmantes sobre el peligro de consumir ciertos alimentos porque nos enferman, nos engordan, nos matan. Dejaré claro que no promuevo el consumo ilimitado de hamburguesas, perros calientes y gaseosas; pero demonizarlos, vetarlos, odiarlos es una ruta que, para muchos, se traduce en compulsión, atracones y pensamientos obsesivos alrededor de la comida. El *permiso incondicional para comer* hace parte de un enfoque que restablece la confianza corporal; es decir, sabemos comer. Numerosos estudios demuestran que la alimentación intuitiva promueve mejores hábitos alimenticios, un manejo estable del peso sin centrarse en él, una mejor relación con el cuerpo, mayor autoestima y una reducción de formas desorganizadas de comer, como los atracones.[4]

En un artículo que el *New York Times* publicó en 2023 titulado "Ellas rechazaron la cultura de la dieta hace 30 años.

---

4   Hazzard, Vivienne M.; Telke, Susan E.; Simone, Melissa; Anderson, Lisa M.; Larson, Nicole I.; Neumark-Sztainer, Dianne. *Intuitive Eating Longitudinally Predicts Better Psychological Health and Lower Use of Disordered Eating Behaviors: Findings from EAT 2010-201.*
   https://pubmed.ncbi.nlm.nih.gov/32006391/

Después se volvieron *mainstream*", entrevistan a Evelyn Tribole y Elyse Resch sobre la manera en que su enfoque de alimentación intuitiva ha sido validado (y también apropiado por celebridades como Gwyneth Paltrow, quien editó un libro sobre ayuno intuitivo que las nutricionistas no avalan). Me llamó la atención que, incluso cuando se les plantea una de las críticas más frecuentes al enfoque —que al no darle importancia a la pérdida de peso se desestiman los posibles beneficios que esta podría tener para la salud de las personas gordas—, ambas se mantienen firmes: "Pensar en la pérdida de peso solo nos desconecta de la sabiduría innata del cuerpo respecto a la alimentación", dice Resch. El artículo menciona la resistencia a la leptina (hormona que regula la saciedad; es decir, nuestra capacidad de saber cuándo parar de comer), lo cual ocurre cuando las personas ganan peso y se produce más leptina hasta el punto en que el cuerpo pierde la sensibilidad y le es más difícil registrar la saciedad.

El artículo cita al doctor Andrew Kraftson, investigador de Michigan Medicine, quien alega que, con modestas pérdidas de peso corporal (de 5 % a 7 %) las personas prediabéticas pueden recibir beneficios positivos en la salud, como detener una diabetes tipo 2, mejorar la apnea del sueño o la presión arterial. Sin embargo, el método de Tribole y Resch antepone el relacionamiento sano con la comida, los hábitos positivos frente al ejercicio y el autocuidado emocional, lo cual permite ajustes sostenibles en el peso, pero sin acudir al modelo pesocentrista de la restricción alimentaria[5].

Tribole y Resch proponen diez fundamentos esenciales en su método, que incluyen "abandona la mentalidad de dieta", "desafía al juez de la alimentación", "honra el hambre" y "encuentra la satisfacción". Incorporo sus principios como mejor me funciona —sin que se pierda su espíritu— en un programa que diseñé con el fin de ayudar a las mujeres a confiar en su capacidad innata para saber comer; especialmente, cuando experimentan compulsión, atracones y una percepción de perder dominio frente a ciertos alimentos.

Si mi consultante recibe el *permiso incondicional* con apertura y curiosidad, con alivio, algo maravilloso ocurre: aun con miedo o escepticismo, la confianza se abre camino. Es la posibilidad de restaurar un orden que no requiere control o vigilancia, la confianza en que, por más de que sus señales de hambre y saciedad están atenuadas, a veces completamente silentes, hay esperanza: existe un camino de reconquista.

Tendrá que darles un espacio a las comidas temidas, tendrá que acercarse y saber, así sea despacio, que es capaz de manejarlas. Esta nueva información actualiza el sistema, la exposición a estos alimentos reconstruye la percepción;

---

5 "They Rejected Diet Culture 30 Years Ago. Then They Went Mainstream", *The New York Times*. Enero 2023.
https://www.nytimes.com/2023/01/18/well/intuitive-eating.html

de pronto, ya ni le gustan estos alimentos, no le interesan porque su cuerpo no los recibe o porque no le gusta cómo saben. Lo importante es darse el permiso de acercarse, darse cuenta de que puede elegir qué hacer: la comida no rige su conducta. El permiso agrieta la estructura, afloja el entramado de normas e ideas absurdas sobre cómo y qué comer. Es maravilloso cuando olvidamos el helado a medio comer en la heladera, cuando dejamos para el siguiente día los trozos de pizza que ya no nos caben, cuando comemos disfrutando cada bocado, cuando podemos adaptarnos a cada situación que involucre comida sin ansiedad. Se elimina la categoría de alimentos temidos o prohibidos que, con frecuencia, son algún tipo de carbohidrato, como pasta, pan o alimentos dulces. Se eliminan las normas que nos sujetaban tan fuertemente pero que, a la larga, reforzaban la idea de no ser confiables comiendo. Cuando nos damos el *permiso de comer*, atendiendo nuestra hambre adecuadamente, se diluye la tensión. Nuestra hambre saciada tranquilizará al cuerpo porque sabrá que sí hay alimento suficiente, adecuado, rico, y podremos elegir comidas con sabiduría.

El *permiso incondicional para comer* es decirles sí a nuestras necesidades sin la condición de que comeremos los dulces o las pastas solamente en el *cheat day*, cuando hayamos bajado *x* kilos o cuando seamos niñas buenas que merecen comerse algo rico porque se "mataron" en el gimnasio. De estas actitudes frente a la comida nos advierte Tribole con su primer fundamento: "Abandona la mentalidad de dieta". Esto incluye las seudodietas encubiertas: contar calorías; comer solamente a ciertas horas del día; restringir vía ayunos; apaciguar el hambre con café o soda; dudar si mereces comer según lo que has comido previamente; dietas veganas o paleo (con intención restrictiva). La mentalidad de dieta borra los matices, los gustos, los contextos, los aprendizajes; nos limita a elegir entre comer bien o mal, premiarnos o castigarnos con comida, un binario que arruina lo asombroso que es comer.

En pleno cáncer, mi mamá decidió comer lo que se le antojara, lo cual le hizo bien. Se le notaba. Pedía sus comidas exactamente como más le provocaban: los huevos a su estilo; su pan con mantequilla; a veces, su helado de chocolate. "Mamá, mirá este batido. Te puede ayudar", le decía. Le interesaban poco los mejunjes verdosos por más antioxidantes que tuvieran. Ahora sé que ella sabía lo que yo no sabía sobre su cuerpo.

El *permiso incondicional* no justifica el mal comportamiento de la cultura de dieta con su retahíla sobre la salud, que termina siendo una persecución de la delgadez. Tampoco niega realidades, como el exceso de azúcar en la comida, especialmente, en aquella "dirigida" a los niños. El *permiso para comer* no elude el hecho básico de que la comida importa y no es lo mismo comer papaya o paleta (ambas tienen un lugar). El permiso simplemente afloja los tirantes del entramado cultural que nos enseñó sobre la existencia de un comer "perfecto" que traza una línea causal entre lo que comemos y si nos vamos a enfermar o no, si vamos a ser nuestra mejor versión o no, si vamos a vivir cien años o no. Ninguna alimentación garantiza nada. Creer en las garantías con la comida, irremediablemente, conduce al miedo con la comida. Con cariño, iremos soltando ideas que construyeron un piso deficiente.

Por ahora te dejo con esta idea: *el permiso incondicional entiende que nuestra hambre se renueva todos los días, varias veces al día, y no siempre es igual pero siempre será legítima.*

Creemos que hablamos de comida, pero hablamos de libertad

Hablar de comida, para mí, es hablar de todo. Las mujeres que van a mi consulta me cuentan qué comen, pero sobre todo, me hablan de su mundo interno, de cómo su comida las enfrenta a sus lados abatidos, a su desconfianza, a su necesidad de controlar. Ellas quieren saber cómo dominarse, cómo comer de la forma "correcta" que les garantice algo (pareja, salud, vitalidad, vivir 120 años). A veces, quieren paz porque llevan décadas de pelea con la comida, están rendidas, y soltar el nudo de la alimentación es su mayor anhelo. Restablecer el vínculo con el alimento será, inicialmente, un acto simultáneo de fe y empoderamiento que les permitirá confiar en que ni la comida ni ellas pueden ser dominadas porque fueron diseñadas para funcionar en libertad.

Es fantástico. La conversación empieza con la comida, pero deviene en una transformación enlazada con una libertad que excede a la comida; es una oportunidad para confiar en los recursos propios, en lo que creemos de la vida, más allá de qué comemos. Jamás desaprovecho la oportunidad de cruzar esta puerta, lo cual es posible porque la comida toca fibras subterráneas y saca un hilo que va aflojando un entramado profundo. He aprendido cómo ir tejiendo esta conversación para jamás pasar por alto esta oportunidad con las personas que llegan a mí. Cuando alguien que lucha con la comida me busca, sé que quiere cambiar su relación con la comida; a veces, cree que ese es el único problema, lo más urgente. Y claro, desenredamos ese nudo, pero más que eso, el proceso es un éxito si llegamos a la confianza, a la autocompasión, a la comprensión de que la vida es tan dura como bella y fuimos diseñados para vivirla.

Sí: mejorar nuestro vínculo con la comida trae regalos/ recompensas, porque este afecta cada pliegue de la vida. Si confiamos —o no— en nuestra capacidad de comer lo impacta todo: si nos da miedo comer algunos alimentos, si necesitamos vigilarnos para saber qué comer, si nos levantamos pensando meticulosamente en qué vamos a comer. Si no nos creemos competentes comiendo viviremos en un estrecho túnel de ansiedad e hipervigilancia, en una versión retraída de la vida que se centra en qué comimos e, inevitablemente, sentiremos que la comida nos gana, que somos adictas, pero no lo somos.

La comida se nos volvió compulsión porque aprendimos a restringir, a quedarnos con hambre. Pasó que nuestro cuerpo no sabe si habrá suficiente alimento y prende mecanismos que sobrepasan nuestro control consciente: la comida huele irresistible, nos tornamos irritables, ansiosas, el cuerpo nos obliga a comer, a buscar comida, y no conectamos con señales de saciedad. Para sentir la saciedad necesitamos saciarnos física y emocionalmente, conectar con el presente de un cuerpo que requiere un alimento adecuado. "Cuando veo esas galletas, todo sentido de autocontrol sale por la ventana", me dicen mis consultantes con vergüenza porque imaginan que deberían poder controlarse. Sin embargo, no pueden. Están luchando en contra de su biología, y van a perder; su cuerpo querrá defenderse, lo hará con mecanismos fisiológicos sobre los cuales no tienen ningún control.

Por otro lado, si comemos como principal recurso para sobrellevar emociones difíciles, si acudimos a la comida como estrategia para anestesiarnos de la vida, evitar el miedo, la tristeza, la rabia, inevitablemente, nos sentiremos fuera de control. Seremos un vórtice insaciable que no necesita comida, sino un profundo autocuidado.

En la siguiente parte exploraremos herramientas para darnos el permiso de sentir sin necesitar la comida como escape. Aclaro que, jamás demonizo el comer por motivos emocionales porque es un recurso legítimo al que podemos acudir de forma consciente. Cuando lo hacemos así, no nos daña; por el contrario, nos conforta, nos acompaña. Pero ya hablaremos más sobre esta distinción...

En este punto, conozco bien el conflicto: sé de la vergüenza y de la soledad, de la compulsión y del deseo de controlar. Sé que luchar con la comida es un infierno que consume la vida porque gira en torno a nuestro "desempe-

ño" al comer. Sé, también, que podemos sanar esta guerra
y alimentarnos sin sufrir. Sé que despertamos de la pesadilla cuando entendemos la verdad de lo que ocurrió en
nuestro vínculo con el alimento, cuando vemos la manera
como la cultura se filtra con sus premisas falsas, cuando
compasivamente retamos la voz interna que nos juzga al
comer, cuando abandonamos el control de un instinto que
necesitaba andar libre porque es confiable. Lo sé porque lo
viví, lo sé porque lo veo en las mujeres que llegan a mí, lo sé
porque no me cabe duda de que nunca estuvimos dañadas.

No haré una cosa: decirte qué comer. No te sugiero alimentos saludables ni dietas que no son dietas, tan de moda
últimamente. No daré *tips*, pero sí hablaré del instinto de
comer, del cual te resumo lo indispensable: el instinto no
se daña, puedes confiar en que sabes comer. No existe un
comer virtuoso; existe una relación dinámica y fluida con
la comida. No intentes comer lo que consideras perfecto
porque te enredas. No le hagas un culto a la comida porque
es probable que comience a darte miedo comer. Surgen
desórdenes como la ortorexia, con su intensa preocupación
por un comer perfecto, sano, puro.

La importancia de la comida es relativa, no absoluta. Importa qué comemos, claro, importa cuánto y cómo comemos
y qué sentimos cuando comemos. Importa dentro de una
constelación de factores que impactan nuestra salud (aún
más que qué comemos). Un estudio de la Universidad de

Harvard demuestra que el principal indicador de longevidad es la integración social. "La gran sorpresa fue encontrar que la calidad de nuestras relaciones impacta poderosamente sobre nuestra salud", dice el psiquiatra Robert Waldinger, director del estudio que rastreó por ochenta años a 268 estudiantes de la Universidad de Harvard y, posteriormente, a 1,300 de sus descendientes.

Ampliar nuestra comprensión de la experiencia humana nos podría proporcionar mucho bienestar. En lugar de buscar garantías, resultados rápidos y escenarios en blanco y negro, sería conveniente comprender que los procesos toman tiempo y que es mejor no esperar nada distinto a tener vivencias difíciles que son como nudos ciegos y otras que nos llenan de alegría. Con la alimentación sucede algo similar: es una experiencia cambiante, que nos muestra distintas facetas nuestras y que podemos vivir en libertad mientras confiemos en que sabemos comer. Sin embargo, la relación con la comida ha sido secuestrada por una cultura que roza y hiere, que vende progreso personal con las mil cremas que disuelven tallas, con las cirugías que mutilan órganos saludables (ver cuenta de Instagram de @marianadenhollander_libros), con los polvos y suplementos que mágicamente garantizan vitalidad, con los masajes que derriten grasa y estiran la piel, con las pastillas que quitan el hambre.

Nuestro entorno es gordofóbico y de tremenda violencia estética, opresiones diferentes que se potencian juntas. La violencia estética es la tiranía del imperativo de ser bellas según los cánones estéticos establecidos: mujeres jóvenes, blancas, delgadas (ahora tonificadas), depiladas, de rasgos eurocéntricos. Allí se dejan fuera las arrugas, las estrías, la celulitis, las manchas, las particularidades. La gordofobia es otra cosa: es el odio a la gordura, es la opresión sistemática y estructural que se ejerce sobre los cuerpos gordos.

Esta cultura informa creencias falsas sobre la comida, convirtiéndola en una forma de superstición, en una garantía, en un veneno, en ideas que se anudan a un consumo desenfrenado, a un mercado de productos y servicios que venden cosas que no necesitamos. La realidad: la comida no determinará el destino, comer "bien" no es una fórmula estática y universal, no serás lo que comes (eres un misterio insondable), no eres superior a nadie si sabes comer "bien", la comida no es mero combustible, no sabes cómo deben comer los demás porque tengas experiencia comiendo, comer por razones emocionales es legítimo. La verdad, la comida es una maravilla; te nutre y te sostiene, no solo físicamente.

La comida nos enseña sobre nuestra necesidad innata e innegociable de vincularnos con otros: cocinamos, comemos, y nos sentamos a la mesa para conversar y compartir en conjunto. Este vínculo robustece la experiencia humana. Sin embargo, si solamente hablamos de la comida como un vehículo que previene o desata el "desastre" de engordar, o como la promesa de la eterna juventud —para la gente que puede pagar batidos de arándanos orgánicos y leche de macadamia—, hemos perdido el norte. Ahí es, más bien, un añadido al entramado de cultura/industria de dieta que fractura el vínculo emocional, placentero y sereno que tenemos con el alimento.

Si vamos a hablar de comida, que sea para darle la bienvenida al mundo, que es nuestro mundo, con sus placeres y momentos que importan, porque alimentarse es la cotidianidad de las personas, cuando se sientan a comer y a conversar, cuando preparan alimentos en soledad o en compañía. Importa cómo nos sentimos cuando comemos porque la comida es parte esencial de cada día. Importa nuestra mentalidad al comer, como lo revela la investigadora de la Universidad de Stanford Alia Crum, quien ha demostrado que lo que creemos de lo que comemos impacta la manera como nuestro cuerpo reacciona fisiológicamente al alimento y afecta la respuesta de la grelina (hormona del hambre).[6]

Por eso, "cuando hablo de comida, hablo de libertad", como dice la activista gorda Virgie Tovar. Recientemente, entrevisté a una consultante con quien trabajé hace años. "Me siento libre", me dijo. Cuando le pedí que me explicara cómo su comida le enseñó la libertad, me contestó

---

6   Crum, Alia; Corbin, William R; Brownell, Kelly D.; Salovey, Peter. "Mind Over Milkshakes: Mindsets, Not Just Nutrients, Determine Ghrelin Response", *Health Psycology Journal*, 2011. https://pubmed.ncbi.nlm.nih. gov/21574706/

que atravesar el proceso de sanar su alimentación le permitió elegir dónde poner su atención. Ya no incurre en el desdoblamiento de habitar dos lugares simultáneamente: por un lado, manipulando su comida (o su cuerpo), y por otro, intentando acceder a su vida. Su libertad es elegir estar completamente presente. Indaguemos en nuestra relación con la comida: en lo que sentimos al comer, en por qué elegimos la comida que elegimos. Al explorar dentro de nosotros, encontraremos creencias falsas que hemos adoptado como verdad.

Escribir para sanar...

1. ¿Qué comidas disfrutabas mucho cuando eras pequeña? ¿Cómo te sentías cuando las comías? ¿Quién las preparaba?
2. ¿A qué comidas les temes gracias a la cultura de la dieta?
3. ¿Qué comidas quisieras volver a introducir en tu vida?

Las dietas y el miedo a la comida

Hace poco mi hijo de diez años me preguntó: "Mamá, ¿cómo hago para ser flaco?". Mientras hablaba, se pellizcaba la piel de la panza. Mi hijo Cristóbal no sabe de dietas porque en casa no seguimos ninguna, pero algún día alguien se las va a mencionar. Sé que cuando Cristóbal haga la conexión entre comer menos y ocupar menos espacio, su relación con la comida va a cambiar.

Muchos padres bienintencionados piensan que es una buena idea que sus niños sigan dietas prescritas por profesionales de la salud. Sin embargo, se ha demostrado que los niños que hacen dieta tienen menos capacidad de autorregularse con la comida y tienden a sentir más desagrado por su cuerpo e, incluso, a ganar más peso.[7]

Me dolería que Cristóbal no ame su comida y que, de repente, no quiera comerse unos *pancakes* preparados por él mismo con los ingredientes que encuentre y que le gusten más porque se los inventó. La cultura irrumpe en la mente de la gente que ama la comida y la convence de que ser flaco es más importante que todo lo demás. Mi esposo, Camilo, tam-

---

7   Birch, L. L., & Fisher, J. O. *Development of Eating Behaviors Among Children and Adolescents.* 101(Supplement 2), 539-549, marzo 1998.

bién tiene su historia. Desde los cinco años, por cuenta de una medicina, empezó a ganar peso. Era el niño gordo de la clase, su cuerpo era mucho más grande que el de sus compañeros. En la adolescencia, era el chico gordo que bailaba súper bien, que las niñas no querían como novio, pero sí para bailar.

A Camilo lo pusieron a dieta por años, una práctica que continuó de adulto. Finalmente perdió peso y sostuvo la pérdida, pero esta no es la experiencia frecuente. Traci Mann, investigadora y docente de psicología de Universidad de Los Ángeles (UCLA), quien dirigió un riguroso análisis de treinta y un estudios sobre los efectos de las dietas en el largo plazo, afirma que más de dos tercios de la gente que hace dieta recupera el peso que perdió, e incluso gana un poco más. Según Mann, hacer dieta no funciona; además, predice que estos cambios constantes de peso pueden estar vinculados a daños en salud cardiovascular, infarto, diabetes y función inmune alterada.[8]

Por muchos años, Camilo recibió el golpe de la gordofobia, que puede generar un verdadero trauma. Aún le quedan las secuelas de ese dolor que no sana completamente. Cuando lo conocí, ya delgado, todavía se ponía la ropa grandota que se acostumbró a usar para tapar su cuerpo. Aún tenía

---

8 Wolpert, Stuart. *Dieting Does Not Work, UCLA Researchers Report*, abril 2007.
https://newsroom.ucla.edu/releases/Dieting-Does-Not-Work-UCLA-Researchers-7832

vergüenza por todos esos años de no poder adherirse a una simple ecuación de calorías que entran y salen.

La relación con la comida está atravesada por paradigmas culturales falsos que asumimos como ciertos; por ejemplo, que el peso se define por la forma de comer y que bajar de peso depende exclusivamente de la voluntad del individuo.[9]

Por eso, hablo con frecuencia de la cultura, para entendernos como seres sociales que absorben información exterior, la integran, la vuelven parte de sí, de sus entrañas. Sin embargo, por ahora profundizaré más en qué hacer cuando ya hay un problema con la comida. Soy *coach*, escritora e investigadora de estos temas. También tengo la experiencia vivida, razón por la cual conozco el asunto de adentro hacia afuera; sé cómo se siente, cómo se piensa, cuando la comida nos domina. Espero que este libro te ofrezca una mirada fresca y, ojalá, te sea útil para pedir ayuda si la requieres. Ten en cuenta que un trastorno de la conducta alimentaria (TCA) necesita atención; a veces, estabilización médica o un equipo interdisciplinario. Un TCA no debe subestimarse y, afortunadamente, muchos profesionales conocen el tema, saben cómo manejarlo y son conscientes de la gordofobia que se adhiere a todo (esa parte es esencial).

---

9   Kolata, Gina. "Americans Blame Obesity on Willpower, Despite Evidence It's Genetic", *The New York Times*, noviembre 2016.
https://www.nytimes.com/2016/11/01/health/americans-obesity-willpower-genetics-study.html

Escribir para sanar

1. ¿Cómo ha impactado tu relación con la comida otras áreas de tu vida, como tus relaciones, tu energía, tu bienestar emocional?

2. Si no existieran las dietas ni la cultura que las sostiene, ¿cómo sabrías qué, cuándo y cuánto comer?

3. ¿Cómo cambiaría tu relación con la comida y con tu cuerpo si supieras con certeza que las dietas restrictivas tienen una tasa de fracaso del 95 % y que tu cuerpo está biológicamente programado para resistir la restricción calórica?

4. Si una amiga te cuenta que se siente culpable porque "no tiene suficiente fuerza de voluntad" para mantener una dieta, ¿qué le dirías? ¿Sería lo mismo que te dirías a ti misma? En caso de que no sea así, ¿por qué crees que mereces menos compasión que la que le darías a ella?

El comienzo de una incondicionalidad plena

El *permiso incondicional* empieza cuando mi consultante se sienta enfrente mío con la voluntad de contarme su historia. Desde el primer instante, ella tiene *permiso incondicional* para ser ella, de que las cosas que dice salgan como quieran salir: puede llorar, ponerse rígida, apenas mirarme... Lo que surja, la incondicionalidad es plena. Ofrecer esta incondicionalidad la aprendí de mi propia necesidad de elaborar un colchón con retazos de autocompasión para sobrevivir. Practicando la autocompasión entendí que este tránsito humano es compartido, que nadie es una isla. Nada de lo que dice una mujer en mi práctica me impresiona o avergüenza. Nada me sorprende. Así que, a través de la pantalla nos vemos y creamos una relación de pares en la cual lo relacional prima: el vínculo entre humanos es la puerta de entrada.

En la primera sesión de consulta, Ximena me dijo: "Estoy rendida". Ximena tiene sesenta y cinco años. Ha pasado las últimas cinco décadas luchando con la comida. Ha librado batallas brutales en silencio, ha comido muchas veces en secreto, ha tenido atracones que paralizan sus días, se ha aislado, ha cancelado planes porque le da miedo salirse de su rutina de comida, se ha sentido inadecuada y avergonzada. Tiene miedo de emprender este proceso conmigo porque lo ha intentado todo: dietas, ayunos, pastillas, meditaciones y *apps* para controlar la alimentación y bajar de peso. No quiere fracasar de nuevo.

Mientras conversábamos, le hice ver que no me interesaba ayudarla a bajar de peso. Ni sabría cómo hacerlo. Nadie sabe. No existe ningún estudio que evidencie que las dietas funcionan en el largo plazo. Existe un acervo de información sobre la realidad de las dietas: recuperas el peso que perdiste y un poco más. Además, tienen un inquietante listado de efectos secundarios, tanto a nivel físico como emocional. No ofreceré algo que daña.

En la primera sesión con mis consultantes hablo de la restricción como una maraña de la cual deben zafarse. Esos amarres conducen a dolores muy reales porque comer desde un estado de alarma imposibilita la autorregulación —la capacidad innata de saber comer—, lo cual afecta negativamente la manera en que nos percibimos a nosotros mismos. Les explico las diferentes facetas de la restricción para que vean cómo esta forma de comer es capciosa, se disfraza, se impregna. La restricción es un novio tóxico del que quedaron prendadas sin quererlo. No se reduce solamente a hacer dieta: la cultura de la dieta ofrece diversas formas de desatender el hambre.

Ximena, como tantas de mis consultantes, tiene hábitos enquistados. Siempre piensa, siente y hace lo mismo frente a su comida; estos caminos neuronales son como surcos profundos por los cuales fluye un río. Así que le repetiré lo siguiente hasta que vaya comprendiendo: "Esto que te pasó no es tu culpa, no estás rota, no estás dañada. Aprendiste unas formas disfuncionales en relación con la comida, puedes desaprenderlas".

Lo comprenderá realmente cuando empiece a ver que tiene la capacidad innata de elegir cómo comer. Cuando, poco a poco, a través de pequeñas victorias, acopie suficiente evidencia a favor de la confianza: *sí sabe comer.* Porque el peor estrago de la restricción es la desconfianza que genera en la capacidad de comer, que se refuerza con un repertorio de pruebas: cada atracón, cada instancia de sentirse desbocada, obsesionada. Ximena piensa que tal vez su cuerpo "está averiado", "algo mal configurado internamente" la hace "adicta a la comida". Los atracones, estos episodios de comer compulsiva y rápidamente que desencadenan culpa y vergüenza, los vive como evidencia de fracaso personal, de no saber cómo ser "normal" cuando se trata de comida. Ese es el daño: controlar y restringir y, posteriormente, descontrolarse sin remedio. Inevitablemente, se crea una falsa evidencia de incompetencia. Ximena carga al hombro este ciclo vicioso de tormento, lo considera su falla.

Por eso, empiezo por abordar la restricción. Las mujeres deben entender qué pasa en su cuerpo y su mente cuando restringen alimentos. Entenderlo disipa la culpa, la va suavizando, le abre espacio a la esperanza: no hay nada roto en ellas y el asunto de restringir estaba destinado a fracasar por más berraquera que tuvieran.

Muchas de mis consultantes aprendieron a restringir alimentos en la infancia: cuando las ponían a dieta o les criticaban su hambre, cuando les hacían sentir que su apetito se les notaba demasiado, que era un exceso que debía corregirse. "Si comes así te engordas y nadie te va a querer" es una advertencia sexista que más de una escuchó. Así aprendieron a vincular la forma de su cuerpo a su capacidad para ser amadas, aprobadas, acogidas. Asumieron que los adultos sabían de qué hablaban. Entendieron que comer implicaba riesgos, cargaba significados, forjaba futuros. Entonces, comenzaron a controlarse con la comida, a comer como debían, a mostrarse atentas y responsables eligiendo alimentos.

Al asomar la cabeza a la cultura, tampoco encontraron una voz sabia; el entorno les confirmaba que iban bien, que "flaquita más bonita", y se reafirmó su deber de disciplinar el hambre. Lo escucharon luego en reuniones familiares, en películas y, peor aún, en el consultorio médico. El mensaje era unánime: el "buen desempeño" con la comida previene el "desastre" de habitar el cuerpo gordo, un cuerpo imposible, enfermo.

Algunas mujeres a las que he acompañado aprendieron la restricción más tarde. Empezaron sus luchas con la comida de adultas, cuando el entorno, obsesionado con las formas óptimas de comer, las incitó a restringir y controlar. Hoy se busca la optimización de la salud vía ayunos, dietas y el monitoreo excesivo de lo que se come. Se ofrecen protocolos para comer como métodos universales y plantillas que se deben seguir hasta encontrar nuestra "mejor versión". Las personas publicitan sus formas de comer, las ofrecen como algo que "si me funcionó a mí, también te servirá a ti". Pero esa mejor versión, esa optimización de la alimentación, para muchos resulta en lo mismo: un vínculo fragmentado con el alimento, una sensación de pérdida de control, una percepción de desconfianza en que podemos comer sin sufrir.

A Ximena le digo que a la comida no la podemos doblegar, ni siquiera con nuestro esfuerzo más aplicado. Ella exhala largamente porque lleva años estirando su músculo de la fuerza de voluntad a lo que da, pero no logra disciplinarse; por el contrario, progresivamente, se vio perder el control. Es doloroso no creerse capaz de asumir con naturalidad lo que tantos otros hacen sin pensar. Para ella comer nunca ha sido natural, es agobiante y difícil. "No es un asunto de fuerza de voluntad", le reitero. Lo haré las veces que sea necesario.

Esta mujer está cansada, la fatiga es útil porque agrieta sus viejas formas de relacionarse con la comida. A punta de cansancio, se desploma sobre el *permiso incondicional para comer.* Cae desmayada, como si no hubiera dormido en años. Se agotó sufriendo. Maravilloso. El viejo modo está llegando a su fin. Se abren las grietas que permiten lo nuevo. No es un asunto de fuerza de voluntad.

Para sanar su relación con la comida, Ximena tendrá que permitir que esa parte suya que sabe disfrutar, que sabe confiar, esa niña pequeña que ama la comida con todo su cuerpo, vuelva a comer con libertad.

Escribir para sanar...

1. ¿Qué crees que pasaría si te aceptaras completamente, si tomaras la firme decisión de comenzar una relación de amistad contigo misma? ¿Qué ganarías?
2. ¿Qué sientes cuando digo que tu pelea con la comida no es un tema de fuerza de voluntad?
3. Si has sentido que eres culpable de tu lucha con la comida, puedes respirar hondo y saber que no es así. ¿Qué nueva sensación te llega después de leer esta afirmación?
4. Si tuvieras la certeza de que sabes comer, ¿qué harías? ¿Qué dejarías de hacer?

¿Qué es restringir?

Si el *permiso incondicional para comer* es medicina, un emplasto curativo, la restricción son los amarres tóxicos de los que nos desprendemos. Debemos comprender la restricción tanto en sus formas evidentes como soterradas. Somos la especie animal que voluntariamente no atiende su hambre; sobre todo, las mujeres. Nuestro cuerpo entiende la restricción como señal de que no hay suficiente alimento. El hambre no saciada no desaparece, se guarda; el cuerpo la registra como el estado alarmante de la escasez alimentaria (es una herencia evolutiva). El cuerpo reconoce el peligro del hambre, lo recuerda, y lo enfrenta activando mecanismos biológicos fuera de nuestro control consciente: nos torna irritables; más sensibles a la información relacionada con la comida, como el olor y el sabor; nos colma de ansiedad, y reduce nuestra capacidad de autorregularnos frente al alimento.

Tiene sentido: si nuestro cuerpo percibe que la comida escasea (por ejemplo, empiezo una dieta restrictiva), necesitamos las condiciones bajo las cuales, cuando se presente la oportunidad de comer, comamos lo que se pueda, como se pueda, ojalá alimentos calóricos (que suelen ser los prohibidos). Los atracones cumplen su función, avisan sobre la restricción en la que hemos incurrido, señalan aquello por lo que el cuerpo clama.

Durante la Segunda Guerra Mundial, el fisiólogo Ancel Keys recreó un estado de privación alimentaria para analizar los efectos de someter a hombres sanos a una dieta de 1500 calorías diarias por seis meses. El estudio evidenció profundas alteraciones a nivel físico, emocional y comportamental: la tasa metabólica basal[10] de los participantes se redujo, y experimentaron fatiga, edema, mareos, caída del pelo, declive cognitivo, aislamiento social, depresión, ansiedad, irritabilidad, obsesión con la comida y vinculación con rituales alimentarios compulsivos.

Esto ocurre cuando restringimos, porque nuestro cuerpo no está diseñado para cooperar con la pérdida de peso por más que insistamos en la existencia de un "cuerpo de playa" y otros constructos sin sentido. La restricción es muchas cosas: las mil dietas que hacemos, el mal hábito de quedarnos con hambre en un estado de subalimentación; la tensión a la que nos sometemos cuando nos tornamos rígidos con normas, estrategias de compensación y categorías de comidas "malas" o "prohibidas".

"Restringir es parte de mí, tanto que ni me doy cuenta de que lo hago. Pienso que es mi forma de comer", me dijo

---

10 La tasa metabólica basal (TMB) se refiere a la cantidad de energía que requiere el cuerpo en reposo para mantener las funciones vitales como respirar, el funcionamiento de los órganos o la circulación de la sangre.

Sofía en consulta. Hemos normalizado la restricción al punto de no saber qué sería o cómo se vería no restringir. Sofía estaba inquieta: "¿Cómo puedo comer sin que me digan qué comer, sin mirar las calorías? ¿Cómo dejo de necesitar algo que me sujete, que me retenga?". Cuando escucho a las mujeres hablar así, pienso en cómo el miedo a comer libremente es una manifestación más del miedo generalizado a nuestros instintos, a nuestras pulsaciones, a esas facetas no racionales de nuestra animalidad. Creemos que si no controlamos, no podríamos parar de comer, que nuestra hambre nos devoraría.

Sofía aprendió a restringir en la adolescencia, cuando entendió que, si quería recibir la aprobación de sus compañeros de colegio, su cuerpo debía ser más pequeño. "Tiene la cara bonita. Lástima que se dejó engordar", le dijeron, y Sofía tomó nota y empezó a restringir su comida. Su obsesión fue cambiando con el tiempo: ahora su discurso incluye palabras como *saludable*, *fit* o *nutritivo*; sin embargo, sigue atorada en la idea de comer menos para cambiar su cuerpo.

Hoy en día se habla de "comida no saludable", algo que parece más sensato que hablar de alimentos que engordan. Pero no lo es. Al final estamos hablando de lo mismo: de un miedo básico a la comida que surge principalmente de un ideal de delgadez que ahora se diluye en un ideal de salud. Replicamos el mismo juego de crear categorías rígidas de alimentos, convirtiendo nuestra relación con la comida en un campo minado. Comer "comida mala" abocará a la culpa y al castigo, e incitará a vernos como la persona desbocada que es "mala" porque no puede controlarse. Podemos considerar que hablar así cuando se trata de la salud tiene sentido, pero cuando se hace de forma dogmática, se crea el mismo abismo entre alimentos "buenos" y "malos", se fomenta la tensión en el vínculo con la comida, que va adquiriendo una dimensión astral que nos salva o nos destruye. "Al final, si estás preocupada porque tu comida te enferma o porque te salva, estás preocupada", dice Evelyn Tribole en una entrevista con Dan Harris, anfitrión del pódcast *10 % Happier.* "Si constantemente estás estresada por la comida, el cortisol de tu cuerpo aumenta". El aumento de cortisol produce efectos negativos en la función digestiva, tales como disminución del flujo sanguíneo hacia el tracto gastrointestinal, digestión más lenta y una absorción de nutrientes menos eficiente.[11]

Sofía entendió bien la faceta de la restricción que asigna las categorías de comida "buena" y "mala"; sin embargo, la "comida mala" era comida amada, comida que ella quería comer. Cuando lo hacía, perdía el dominio y la danza tirante desembocaba en culpa. Es triste cuando dejamos de lado los alimentos que amamos porque preferimos la seguridad

11   Cherpak, Christine E. *Mindful Eating: A Review of How the Stress-Digestion-Mindfulness Triad May Modulate and Improve Gastrointestinal and Digestive Function.* Integr Med (Encinitas). Agosto 2019.

de ceñirnos a los menús de proteína magra y vegetales que no dejan espacio para mucho más. Soñamos con un buen plato de pasta o de pizza, pero no nos lo comemos porque las ideas se incrustan en el medio. La alternativa es fantasear, jamás permitirnos ese placer, porque aprendimos a tenerle miedo a la comida que engorda, a la comida "mala". No podremos relacionarnos con la comida tranquilamente mientras comamos según los absurdos postulados de una cultura de dieta que no se interesa en la gente.

La restricción es la maraña que nos obsesiona con el "desempeño" al buen comer, como una asignatura que aprobamos o reprobamos pero que, paradójicamente, deja de lado la verdadera satisfacción. Sabemos por estudios que el placer ayuda a conectar con la sensación de saciedad e, incluso, un comer placentero permite una mayor absorción de nutrientes.[12] ¿Sabemos qué nos gusta comer? ¿Cuáles son nuestras preferencias y gustos? La restricción no permite lo expansivo del disfrute, inhibe ese relajamiento porque cada bocado viene intrincado con juicios, ideas o futuros. No somos capaces de soltar el timón y confiar en un impulso de comer que sabe cuidarnos. Así que la restricción acoge este elemento triste: comemos sin disfrutar porque no podemos disfrutar. Gozar requiere soltar, pero si tenemos miedo, si

---

12 Shermer, Michael. "Eat, Drink and Be Merry", *Scientific American,* febrero 2007. https://www.scientificamerican.com/article/eat-drink-and-be-merry

la comida determina el destino, si todo recae en nuestra capacidad disciplinante, ¿cómo vamos a deleitarnos con la comida? ¿Cómo vamos a estar verdaderamente presentes y en contacto con nuestro cuerpo?

A Sofía le gustan los postres saludables; esa parte la entiendo porque soy igual. (El otro día intenté hacer un *cheesecake* con coliflor solamente por el gusto de curiosear y probar algo nuevo. Quedó horrible). Sin embargo, ella tendrá que aprender a desliar el miedo a la comida; a relacionarse con los alimentos sin interferencias; a investigar lo que la hacen sentir, si la conectan con un verdadero bienestar o no.

Comer con miedo es restricción. Desde ahí no podremos detenernos a indagar en el estado del hambre, a escuchar si queremos comer más o qué otro tipo de comida necesitamos. No seremos capaces de explorar, disfrutar, innovar, cambiar una cosa por otra; no sabremos que alimentarse no es un tótem monolítico e inamovible sino que, más bien, se parece más a un río, a un transcurrir, a una ola. La cultura de la dieta nos hace prisioneros de la rigidez, de las reglas, del control, se nos encapsula en el cráneo y desde ahí pretendemos saber comer. No sabremos cómo deshacernos de las mil normas sobre cómo comer perfectamente, cómo porcionar como es debido porque comer frutas en la noche es delito, repetir es impensable y comer más arroz del que cabe en una cuchara es un desliz imperdonable. Es un comer que requiere de información externa para tomar decisiones —las normas, las instrucciones, las calorías—, y ahí es donde aparece la cultura de dieta lista para proveer su falso conocimiento.

La restricción no solo consiste en hacer dieta, estresarnos con categorías rígidas de alimentos, comer insuficiente o insatisfactoriamente. También incluye todas las conductas de compensación, que la cultura incluso fomenta como "saludables". Si hemos comido más de lo "adecuado", nos saltamos la próxima comida (así tengamos hambre) en un intento por nivelar la balanza. Omitimos comidas, pasamos el hambre con un tinto, nos exigimos hasta el cansancio porque tenemos una deuda por saldar. Ese postre, esa segunda porción, ese carbohidrato de más son excesos que corregimos compensando, esforzándonos, cumpliendo. Es una deuda a favor de la restricción que pagamos diligentemente. Compensamos cuando no nos permitimos comer carbohidratos porque hemos estado desjuiciadas con la comida; así queramos comerlos nos consideramos no merecedoras. Compensamos cuando incurrimos en purgas características de la bulimia nerviosa, como laxantes, vómitos, diuréticos, enemas. El ejercicio como estrategia de compensación es muy frecuente en la era del *fitness*; se convierte en restricción porque queremos resarcir el error de comer como no debimos. Vamos al gimnasio muchas horas con la intención de apaciguar la culpa, saldar la deuda.

A Sofía le alaban su disciplina en el gimnasio. Sin embargo, la critican porque su cuerpo no cambia a pesar de que se ejercita regularmente. Esto afecta su capacidad para disfrutar del ejercicio. "Quiero ser como las mujeres fuertes que veo en mis redes sociales", me dijo. Nos pueden gustar esos cuerpos, está bien, pero elementos vitales como el ejercicio se convierten en componentes de la restricción cuando se hacen desde el miedo, con la intención de bajar de peso como solución a todos nuestros problemas. Me pasaba también: iba al gimnasio a pagar la deuda de mi indisciplina comiendo; consecuentemente, odiaba hacer ejercicio, no podía ser constante. No fue sino hasta que abandoné por completo la mentalidad de dieta, la restricción, que el ejercicio se convirtió en fuente de vida, en movimiento que disfruto, independientemente de qué comí. La compensación duele porque es la conducta que refuerza la carencia. Por eso, identificarla, abandonarla, así sea poco a poco, será un camino requerido hacia la recuperación.

Escribir para sanar...

1. Cuando piensas en tu relación con la comida, ¿en qué tipo de restricción crees que has incurrido? ¿Cómo aprendiste a restringir así?

2. ¿Qué resultados te ha dado restringir? ¿De qué manera ha impactado tu vida a nivel emocional, físico, social?

3. ¿Qué emociones surgen en ti al darte cuenta de que la restricción y la compulsión son caras de una misma moneda?

4. ¿Sientes incomodidad o miedo al pensar en la posibilidad de dejar tus estrategias de restricción? ¿Qué te incomoda? ¿A qué le temes?

5. ¿Cómo se siente en tu cuerpo restringir la comida? ¿Hay sensaciones de rigidez, presión, etcétera?

Tienes permiso
para tener atracones

No es fácil darse el *permiso incondicional* para tener un atracón. Lo sé. Quisiéramos desterrar los atracones, huir de ellos, aniquilarlos, quitarles la cabeza. Aceptarlos suena como si quisiéramos que estuvieran ahí, y no, no es lo que queremos. Por el contrario, quisiéramos gritarles, que sepan que los odiamos, que nos arruinan la vida, que sin ellos todo estaría bien.

Aun así, vamos a darles a nuestros atracones el permiso de existir. Lo haremos porque no funciona odiarlos. Funciona entenderlos, legitimarlos; funciona que se vayan por su propia cuenta, que se disuelvan lentamente porque ya no los necesitamos.

Así que respira profundo, conecta con tu cuerpo en este momento y acércate a las orillas de esta idea: te vas a permitir tus atracones.

No promuevo los atracones. Lo que digo es: si estás teniendo un atracón, si ya estás ahí, ¿de qué te sirve negarlo? Negarlo, odiarlo, genera más sufrimiento y denota una incomprensión del asunto. El manual diagnóstico de las enfermedades mentales DSM-5 define el atracón como un periodo aproximado de dos horas en el cual se come más cantidad de la usual, caracterizado por una sensación de no poder parar de comer hasta experimentar malestar por la llenura extrema. Estos episodios son estresantes. Vienen acompañados de emociones como la culpa, y se incurre en ellos a solas porque generan vergüenza. Esto es diferente a comer de más, es diferente a comer por razones emocionales; sobre todo, cuando comer para regular emociones se hace de manera ocasional y a consciencia, y no genera emociones negativas.

Comer emocionalmente tiene grados y en su forma más benigna es otro mecanismo de sobrellevar emociones, como tomar una ducha o llamar a una amiga porque estás ansiosa. Puede ir desde "me como un *brownie* y lo disfruto porque estoy celebrando" hasta "como sin control como única herramienta de manejo emocional", lo cual se siente muy mal. Comer por razones emocionales no tiene problema cuando se hace de manera consciente, eligiendo sin culpa; esto es diferente de un atracón. Pero no creas que comer es un acto desprovisto de emocionalidad porque la emoción es inherente al acto de comer: comer es memoria, autocuidado, vínculos, cultura, afecto —créanlo los fanáticos del comer puro y funcional, o no.

Si te restringes y luego tienes un atracón, tu cuerpo está funcionando como debe. Es natural que reaccione ante la restricción de las dietas absurdas, ante el estrés de comer según las categorías rígidas de "comidas buenas" y "comidas malas". Llevaste tu cuerpo a un límite y, como consecuencia, ahora te ves en la difícil posición de no poder parar de comer. Muchas personas creen que los atracones son evidencia de su carencia, de su grave falla de carácter, pero no es así. El atracón existe porque el hambre encuentra las fisuras, colapsa las estructuras en un instante. El esfuerzo encuentra su límite, estalla sin aviso. De pronto, la dieta iba superbién hasta que pasó el colega de la oficina ofreciendo *brownies* y se cayó tu castillo de naipes. Pasaste de un polo al otro: del control al descontrol en un instante. Después del atracón, vuelves a empezar, agrupas tus esfuerzos y normas, armas la estructura de nuevo, lo haces temblando, ya sabes que es un andamiaje frágil, pero lo haces.

Te puedo decir algo: tienes atracones porque los necesitas. ¿Quieres no tenerlos más? Deja de necesitarlos. Profundizaremos en esto más adelante. Por ahora, te dejo con un mensaje compasivo y honesto: tu cuerpo está respondiendo como debe ante su situación de tensión y de subalimentación. Si comes un montón y aún así tienes atracones, pregúntate por otros tipos de restricción en los que puedas estar incurriendo. ¿Tienes ideas rígidas sobre "alimentos malos" que te generan tensión? ¿Estás comiendo comidas que verdaderamente te satisfacen y te nutren, o estás comiendo alimentos insatisfactorios que no disfrutas y que tampoco nutren tu cuerpo?

Detestamos los atracones, no los entendemos, los consideramos una faceta vergonzante que vivimos en secreto. Sin duda, la sensación de perder el autodominio va en contra de la necesidad básica de sentirnos capaces de elegir. Sin embargo, no vemos que la restricción y la pérdida de control en relación con la comida son dos caras de una misma moneda. Los investigadores de la Universidad de Toronto Janet Polivy y C. Peter Herman le dieron un nombre a este fenómeno: el efecto ¡qué carajos![13] Este efecto refleja el pensamiento "todo o nada", el cual ocurre cuando comemos "comidas prohibidas", nos excedemos en calorías o percibimos que nos hemos excedido; en cada una de estas circunstancias, comeremos de más. Para muchas de mis consultantes los episodios de descontrol resultan en un furioso torbellino de comer rápida y compulsivamente lo que se habían prohibido durante la restricción. No son atracones de lechuga y brócoli, sino de comidas demonizadas: el atracón es una suerte de permiso desesperado, un grito que emite el cuerpo por las necesidades desatendidas.

Frecuentemente, las mujeres que van a mi consulta dicen: "Soy adicta al chocolate, me gana, me supera". Recuerdan titulares sobre el azúcar como una sustancia más adictiva que la cocaína, y responsabilizan al azúcar de su desenfreno. Yo entiendo la llamada adicción a la comida, especialmente

---

13 En inglés se conoce como el *What-the-Hell Health Effect*.

al azúcar, como una forma de comer compulsivamente que en efecto no controlamos y que ocurre a causa de la restricción (en muchos casos). De hecho, Hisham Ziauddeen, psiquiatra de la Universidad de Cambridge, hace un análisis crítico de estudios existentes sobre la presunta adicción al azúcar y concluye que comportamientos similares a la adicción solo ocurren cuando el azúcar es intermitente.[14]

Gabor Maté, médico experto en adicción, estrés y desarrollo infantil, describe la adicción como una conducta que no puedes detener a pesar de las consecuencias negativas que conlleva. Diría que con los atracones tenemos esa sensación. Sin embargo, en lugar de creerlas adictas, encuentro más útil trabajar la compulsión y ver qué pasa, porque es frecuente que mis consultantes olviden el tarro de helado que compraron hace tres meses: lo ven, siguen derecho, no las domina, no las obsesiona e incluso lo olvidan. No será el chocolate o el helado en sí, será el vínculo compulsivo que tienen con estos alimentos lo que inhibe una capacidad de elegir qué o cuánto comer. Incluso, hay profesionales de la salud que, desde el lente de la alimentación intuitiva, no promueven las dietas que eliminan el azúcar o les restringen duramente carbohidratos a pacientes con resistencia a la insulina o diabetes porque,

---

14 Westwater, M.L., Fletcher, P.C. & Ziauddeen, H. "Sugar Addiction: The State of the Science". *European Journal of Nutrition* 55 (Suppl 2), 55–69 (2016). https://link.springer.com/article/10.1007/s00394-016-1229-6

como explica la nutricionista Lauren Newnan, sus cuerpos los requieren. Sé que hablar del azúcar sin demonizarlo es controversial, y aclaro: no promuevo el consumo indiscriminado de azúcar porque conlleva a problemas de salud. Sin embargo, si queremos relacionarnos sabiamente con él, lo mejor será revisar la restricción. Ojo: el azúcar en exceso es un problema porque, en este caso, la cantidad constituye el veneno.

Yo no recibí estas explicaciones sobre el desenfreno cuando las necesitaba. Por ese entonces me comprometía con dejar el pan para siempre, con nunca más tocar un pan. Luego de un tiempo de mantenerme a raya, comía pan por tres días seguidos. Era una joven que perdía su tiempo comiéndose las cosas a escondidas, pensando obsesivamente en comida, porque no entendía que mi biología se alertaba ante la hambruna de la restricción, de la subalimentación, ante la tensión de los juicios implacables sobre "comidas malas". Mi restricción desembocaba sin remedio en el descontrol. Polivy y muchos otros investigadores afirman que las dietas y la restricción incrementan sentimientos de irritabilidad y de estrés, que llena el cuerpo de cortisol. De hecho, Eric Stice, profesor de psicología de la Universidad de Stanford, dice que el trayecto que se recorre hacia un desorden alimenticio es así: quieres ser flaca, restringes tu comida, te vuelves irritable y te cambia el ánimo, y de esta irritabilidad sostenida surge el desorden.

Así que, si tienes un atracón ahora mismo, permítelo. Y sigue tu vida. No detengas tu día porque tuviste un atracón. Si habías quedado con una amiga, no canceles el plan. Si te vuelve a dar hambre, come. No compenses de ninguna manera. No vayas al gimnasio a pagar tu "deuda". Si te da vergüenza y ganas de esconderte, practica la autocompasión radical. Permite tu experiencia y confía en que los atracones no tienen que estar contigo para siempre. La confianza se teje despacio, pero tu conducta, lo que haces después del atracón, importa mucho. Sé que estás acostumbrada a la culpa, a la vergüenza, al secreto.

Será difícil permitir estos episodios, pero inténtalo, dale, permite la experiencia. Ama tu vida, con atracones incluidos.

Escribir para sanar...

1. ¿Qué sientes cuando tienes un atracón de comida?
2. ¿Qué haces usualmente después de un atracón?
3. ¿Qué puedes hacer distinto después de un atracón para demostrarte autocompasión?
4. ¿Qué sientes cuando digo que te permitas tener atracones?

Relatos: la culpa,
la "comida mala" y el bienestar

Con frecuencia, mis consultantes recuerdan comentarios que les hicieron sobre el cuerpo cuando eran pequeñas. Frases como "Nadie te va a querer gorda" o "Tienes una carita linda, lástima tu cuerpo". Estas frases no germinan en el vacío. Son producto de la gordofobia y del sexismo en la cultura. Madres, padres, cuidadores las dicen a menudo con la intención de prevenir un sufrimiento futuro, sin saber el daño que producen en quien las escucha. El sufrimiento comienza justo en ese momento, cuando se intenta corregir el cuerpo de los niños.

De adultos, nuestra responsabilidad es identificar los relatos no cuestionados alrededor del cuerpo, esas ficciones que se infiltran y alteran la percepción que tenemos de nosotros mismos. Ideas que oímos, que leímos, que vimos proyectadas en otros: si nuestra hermana era víctima de *bullying* por su peso, si los adultos de nuestra vida no paraban de hacer dieta o de quejarse de su cuerpo, si hacer dieta se volvió un ritual para pertenecer... Toda esa información desafortunada nos convenció de algo falso. Nadie nace odiando su cuerpo, ese no es material original nuestro. Nadie nace con miedo a la comida porque engorda. Nadie nace creyendo que su instinto para comer debe dominarse. Por eso, intento promover una mirada crítica: a la gordofobia hay que llamarla por su nombre. Tenemos que poder identificar la cultura de la dieta, incluso cuando habla convincentemente de salud y se cubre con un manto de "bienestar". Debemos aprender a reconocer qué es propio y qué no, qué podemos dejar ir. Esto también sana.

Absorbemos el entorno hasta el punto en que se vuelve transparente. Somos el pez que nada en el agua y la desconoce; su hábitat permanece oculto. Necesitamos pensar de manera crítica para conocernos más allá del hábitat. Diseñamos estructuras que, con el tiempo, terminaron diseñándonos; con ellas, construimos una casa tóxica y deficiente.

El día que conocí a Diana vi en su rostro la expresión cansada de una mujer que ha intentado de todo para vivir en paz con la comida. Sentía vergüenza porque creía que la compulsión con la comida era inherente a su ser, que algo en su interior estaba mal. En consecuencia, luchaba con su plato como si fuera un destino irremediable. El relato de ser inadecuada estaba vivo.

Los relatos son las estructuras que nos sostienen: si creemos que somos suficientes o no, si creemos que somos confiables o que debemos vigilarnos... Sé que las luchas con la comida son multifactoriales: la predisposición genética, el entorno, los rasgos de personalidad... tantos factores juegan un rol. En el caso de Diana, no podemos subestimar el costo que tuvo haber recibido el mensaje de que su cuerpo era inapropiado, de haber escuchado comparaciones mezquinas: "Mira, tu prima está delgada. ¿Tú por qué no puedes ser así?". A lo largo de las sesiones con Diana, se iba develando el relato de insuficiencia. Para ella, cargar el peso de la vergüenza, de sentirse insuficiente, de pensar "¿Qué tipo de persona no puede parar de comer?" era más peso del que podía soportar.

Diana descubrió que la compasión diluye la autoagresión. Aprendió que tratarse con amabilidad está siempre al alcance, que es una práctica que se elige y se convierte en un refugio que acoge sin condiciones. Al principio, estaba escéptica: la suavidad le sonaba a pereza, le parecía una forma de justificar el comer sin control. Después de todo, jamás nos enseñaron que ser amables con nosotras mismas es una ventaja. Aprendimos que disciplinarnos y llevarnos al límite —aun en detrimento de nuestro bienestar— era el camino al éxito. Sin embargo, hay evidencia de que la autocompasión se correlaciona con la excelencia, la motivación y la resiliencia emocional.[15]

15 D. Neff, Kristin; Kirkpatrick, Kristin L.; Rude, Stephanie S. "Self Compassion and Adaptive Psychological Functioning", *Journal of Research in Personality*, 2007. https://self-compassion.org/wp-content/uploads/publications/JRP.pdf

En mi caso, lo sé bien, la autocompasión me permite incluso enfrentar la ansiedad social, el diagnóstico de un intenso miedo al juicio externo, del cual hablaré más adelante. Cuando no digo lo que realmente quiero decir, cuando apenas queda el eco de lo que quise expresar pero no pude, me digo a mí misma "Lo permito", y algo se suelta.

Por eso, en mis sesiones de *coaching* procuro acercarlas a ese sentir amable. Lo hago con calma. A veces, propongo un simple goteo de preguntas que invitan a las mujeres a conocerse más allá de sus relatos.

Vamos a examinar los relatos de la culpa, la "comida mala" y el bienestar. Pero antes, te sugiero hacer este ejercicio para conocerte mejor y entender tu relación con tu cuerpo.

Escribir para sanar...

"La historia que me contaron versus la historia que quiero contar".

1. Divide una hoja en dos columnas. Titula la primera columna "La historia que me contaron sobre la comida", escribe todo lo que recuerdes haber aprendido, escuchado o absorbido sobre el comer, el

cuerpo, el hambre, el placer, el control, el valor de los alimentos, etc. Por ejemplo: "Si como carbohidratos en la noche, engordo". "El hambre emocional es una debilidad". "No tengo control, necesito reglas". "El placer al comer es peligroso."

Luego, titula la segunda columna "La historia que quiero contar con la comida". En ella escribe con la voz de tu versión más sabia, amorosa y compasiva. Aquella que cree en la posibilidad de vivir en paz con la comida.

Por ejemplo: "Mi cuerpo sabe digerir, metabolizar y autorregularse, también de noche". "Puedo confiar en mi cuerpo. No necesito reglas, necesito conexión". "El placer es parte del bienestar. Tengo derecho a experimentarlo".

2. Ahora, vas a escribir cómo te puedes acercar a lo que escribiste en la segunda columna entendiendo que todo es un proceso y que reaprender a acercarte a tu comida toma tiempo. Por ejemplo, puedes empezar con la frase: "Estoy aprendiendo

a confiar en mi cuerpo, lo hago cada vez
que me permito sentir mi hambre como
un instinto confiable y saludable".

Primer relato: la culpa

Si en este momento te sientes con culpa por algo que comiste, estoy contigo. Hagamos el ejercicio de sentir esta culpa como si tuviera el derecho de estar acá, como si fuera legítima, porque lo es. Es parte de lo que ya ocurre, de manera que negarla o añadir resistencia incrementará el malestar.

Eso que sientes, ¿cómo se siente? ¿dónde lo sientes? Por un momento, quédate con las sensaciones de tu cuerpo. La culpa puede ser caliente y ubicarse en tu pecho o en tu garganta. ¿Dónde está? Ubícala y siéntela, permítela. Lo mismo con tus pensamientos: ¿qué cruza por tu mente? ¿Pensamientos de ser mala? ¿De haber hecho algo indebido? Observa todo sin juzgarte. Entiende que estos pensamientos se activan automáticamente, no los controlas, hacen parte de un hábito, de una forma de comportarte a la que te has habituado. Así que por ahora, la tarea es permitir esta experiencia de la manera más consciente y amable posible.

"Siento que me doy tan duro cada vez que me como algo que no debía... Es como si se desatara una guerra dentro de mí", me dijo en una ocasión Adriana, mi consultante. Así es: la culpa relacionada con la comida es una contienda entre las fuerzas del bien y el mal. A veces gana "el bien", con sus alimentos seguros, nuestra adherencia a sus reglas, sus porciones discretas. Otras veces, en cambio, gana "el mal", con sus postres, pastas y pizzas, con sus reglas deshechas y los segundos platos de comida. Los batidos verdes, el salmón con verduras, el aguacate, las ensaladas de *kale* salvan el día, pero una torta, una pasta, unas papas fritas son perversiones que nos lanzan al abismo.

Abandoné la culpa al comer y ella no tuvo más remedio que abandonarme a mí. Me dejó, así nomás. Aún recuerdo ese tiempo en el que mi "mal desempeño" al comer tenía la capacidad de desajustar mi día, mi ánimo. Comer era un asunto peligroso, una pugna entre el "bien" y el "mal" y, con frecuencia, elegía el "mal". Me comía las galletas, primero una, luego otra, después toda la caja y después ya cualquier cosa que se cruzara en mi camino. Este comportamiento evidenciaba una falla incalculable dentro de mí, pensaba. Ahora puedo ver la trampa. La culpa en relación con la comida tiene sentido en el binario de la mentalidad de dieta, pero esta trampa ya no existe en mi cuerpo. No la alojaré nunca más, no permitiré que secuestre mis instintos, mi hambre. Me fugué del binario que cree en el error.

A Adriana le dije: "No podrás cometer errores de aquí en adelante con tu comida. Así tengas un atracón, así rompas tus reglas, vamos a ver cada cosa que te pasa con curiosidad para aprender de tus reacciones. Vamos a indagar con cariño, no puedes reprocharte porque no existe el error". Procuré ayudarle a adoptar una mentalidad de crecimiento que le permitiera percibirse como una estudiante, con una mente abierta y una actitud curiosa.

Entiendo la lucha descarnada de Adriana con la culpa, sentí una enorme compasión. También tenía permiso de sentir esta culpa porque es lo que sentía. Acudía a ella para corregirse porque asumía que reprocharse conduciría a mejores decisiones en el futuro. "Al menos me da culpa, al menos me importa. Así lo haré mejor", me dijo. La culpa se convirtió en una respuesta automática que ofrecía cierto alivio porque era una solución aparente al problema de su mala conducta. Adriana asumía que la culpa la llevaría a dominar su apetito, pero la culpa no hace eso: por el contrario, reafirma la idea de que se es poco confiable frente al plato.

La culpa le gritaba a Adriana con altoparlante la infracción que había cometido: "¡Has comido como no deberías!". Ella enseguida sabía qué hacer, qué pensar. Se activaba su *loop* de "culpa motivada por la comida", un diálogo interno que le reprochaba su incapacidad de seguir unas normas simples e invitaba a toda suerte de conductas compensatorias. Después de todo, ¿qué tipo de persona elige comerse las papitas llenas de grasa trans si sabe que son veneno? ¿Qué clase de persona, tan llevada por sus impulsos, no se llena después de comer una comida completa? Adriana entraba en un espiral en descenso que la sofocaba con su coctel de ansiedad y parálisis. En las garras de la culpa se estrecha el campo de visión, no hay relajamiento o disfrute.

No toda la culpa es mala, claro. Existe la culpa constructiva que, como explica la investigadora Brené Brown, se enfoca en la conducta y nos invita a mejorar. Sin embargo, la culpa que sentimos por nuestra manera de comer no construye; por el contrario, produce una vergüenza que hace del asunto un infierno. La vergüenza es una emoción que duele tanto como una patada en el estómago; tal vez, más que eso. Empeora la situación porque nos convence de que algo está mal con nosotros a un nivel fundamental. "Somos errores con la comida, somos compulsión e incapacidad", dice la vergüenza.

No hay autocompasión, no está la mirada suave que sí ayuda. La rigidez de la autoagresión bloquea la curiosidad, la apertura o la actitud investigativa en el sufrimiento. La culpa perpetúa el dolor. El psicólogo Jud Brewer habla sobre la curiosidad como un pilar de la sanación, como una posición que observa con cierta distancia, que no se sumerge en el dolor, sino que investiga amablemente la conducta.

A las mujeres les hablo de la culpa para desarticular sus engranajes, para que se den cuenta de que nunca les ha servido realmente. Si prestan atención, esta consciencia empieza a iluminar sus conductas, un ejercicio que también propone Brewer para disolver hábitos tóxicos enquistados. Si se percatan de lo mal que se siente la culpa, de lo poco que les ha servido, y registran esta información valiosa, verán que la culpa se puede atajar. Cuando se asoma, la ven llegar, sienten su agarre, su impulso, y pueden elegir no irse tras ella. Así debilitan ese patrón.

En el lugar de la culpa, en ese espacio vacío que previamente ocupaban la autoagresión y el juicio, pueden empezar a cultivar la suavidad con ellas mismas, y preguntarse: "¿Qué necesito realmente? ¿Qué puedo hacer ahora para demostrarme que estoy de mi lado?".

La culpa la sienten personas delgadas y gordas; sin embargo, en el caso de una persona gorda, se suma a una gordofobia que la obliga a adelgazar, que la hostiga para que aprenda a corregirse y a comer como "debe".

Por eso, en público muchas personas gordas prefieren comer ensalada y así dar prueba de su intento por disciplinarse. Desde el lente gordofóbico, las personas gordas se constituyen de exceso. El estereotipo de la persona gorda alimentándose exclusivamente de comidas procesadas es un relato gordofóbico tan falso como la creencia de que una persona delgada siempre come ensaladas. Adoro el activismo gordo de Virgie Tovar, que conduce un pódcast llamado *Rebel Eaters Club*. Virgie publica en su cuenta de

Instagram fotos de ella saboreando sin vergüenza todo tipo de delicias, como galletas o dónuts llenos de salsa y chispas chocolate. Lo hace porque una gorda que disfruta abiertamente es una comedora rebelde.

Escribir para sanar...

1. Piensa en la última vez que sentiste culpa en relación con la comida. ¿Qué pasó antes?, ¿qué pasó después? ¿La culpa te ayudó a sentirte mejor?

2. ¿Crees que la culpa te ha ayudado a mejorar tu relación con la comida? En caso de que lo haya hecho, ¿cómo? En tu entorno, ¿ves que la gente también experimenta culpa en relación con la comida? ¿De qué manera?

3. La próxima vez que sientas culpa, ¿qué podrías hacer para empezar a desarticular esta emoción y promover una actitud curiosa y compasiva frente a tu comportamiento con la comida?

Segundo relato: la "comida mala"

Sarah Josepha Hale, activista y editora de *Godey's Lady's Book*, de las primeras revistas para mujeres de Estados Unidos, publicada de 1830 a 1896, creía que su responsabilidad moral era decirle a las mujeres anglosajonas protestantes cómo comer. Esto lo cuenta Sabrina Strings, autora del libro *Fearing the Black Body*, en una entrevista con la nutricionista Christy Harrison. Para Strings, el segundo gran determinante en la creación de la gordofobia, después del proyecto racial (más sobre esto en la tercera parte), fue la difusión del protestantismo en Norteamérica y la noción de un comer "correcto" que complaciera a Dios.

En la Inglaterra del siglo XVIII surgió un discurso de moderación y templanza como respuesta al exceso. En la época proliferaban las casas de té, los cafés y los bares, y, sobre todo, había un alto consumo de "oro blanco", como se le llamaba al azúcar. El consumo de este, que antes era un lujo de pocos, se expandió gracias a las plantaciones cultivadas por esclavos en las colonias inglesas.

En consecuencia, se construyó un ideal de orden social y moral para contrarrestar un estilo de vida basado en el "exceso", lo que dio lugar a nuevos "estándares del gusto", que prescribían cómo vivir, comer y comportarse.

Este movimiento, centrado en la templanza y la restricción alimentaria como muestra de superioridad moral, tuvo un fuerte impacto en Estados Unidos. Entre sus líderes destacaron figuras como Sylvester Graham, un ministro presbiteriano estadounidense nacido en 1794. Graham, creador de la galleta Graham, fue parte del Movimiento Popular de la Salud, que promovía una dieta restrictiva sin café, especias ni carne, pues consideraba que estos estimulantes incitaban el desenfreno del instinto sexual. Otra figura notable fue el médico John Harvey Kellogg, fundador de la marca Kellogg's, quien desarrolló su línea de cereales en una búsqueda incansable de una alimentación que, además de restaurar la salud, fuera grata a los ojos de Dios.

En cualquier caso, en el siglo XIX, en Norteamérica, los valores morales incluían una manera determinada de comer, y la delgadez era un indicador de buena conducta. La académica Amy Erdman Farrell menciona en su libro *Fat Shame* que la predisposición a la gordura estaba asociada con las clases bajas y los inmigrantes no blancos, a quienes se les consideraba primitivos e inferiores en comparación con la clase media y media alta de norteamericanos blancos. A comienzos del siglo XX, el cuerpo delgado se anteponía como símbolo de privilegio cultural y dominio sobre el cuerpo de poblaciones no blancas.

Para Sabrina Strings, utilizar el cuerpo como marca de distinción de clases hace parte de lo que el sociólogo Pierre Bordieu llamó "la distinción a través de los gustos". Es decir, un grupo que quiere separarse, distinguirse del resto, utiliza vehículos como la dieta, el deporte, las costumbres y la moda para hacerlo.

Con este trasfondo cultural, la revista *Lady's Godey's Book* fue la primera publicación escrita y dirigida por mujeres blancas que promovió ideales de belleza, salud y moralidad a los cuales toda mujer blanca de buena conducta debía adherirse. Comer correctamente se convirtió en un signo de distinción social y se integró a una narrativa religiosa basada en la culpa, la moralidad y las buenas maneras.

La historia arroja luz sobre el presente. Estas influencias culturales también fueron absorbidas por los países latinoamericanos. Hoy en día, seguimos sintiendo culpa al comer porque creemos que hay "alimentos malos", y que consumirlos refleja una falla de carácter o falta de valor interno. Adoptamos un lenguaje moralizante en torno a la comida: hablamos de "alimentos pecaminosos", de "pecar" o de "postres libres de culpa". Nos convencemos de que comer alimentos con estas etiquetas nos hace personas malas, descuidadas e indignas.

Examinemos el relato porque la historia se enrosca sobre sí misma, deja sus huellas y, aunque vamos añadiendo nuevos matices, la raíz permanece enterrada en el pasado, en formas de ver que no nos pertenecen.

No creo que exista la "comida mala". Pasé muchos años creyendo en esta categoría, lo cual disminuyó mi capacidad para elegir alimentos sabiamente. Existen las consecuencias de comer diferentes tipos de comida, porque la calidad nutricional de los alimentos varía; no es lo mismo comerse una piña que una hamburguesa. Sin embargo, aun cuando el cuerpo reacciona de formas distintas a la información que le brinda el alimento, no considero que exista la "comida mala" porque hay lugar para una gran variedad de comidas en todo el espectro nutricional.

Los escépticos me dirán: "¿Entonces te apetece una dieta exclusiva de papas de paquete, gaseosas y helado?". La respuesta es "No". Y tampoco me apetece una dieta de batidos verdes, quinua con vegetales y chips de *kale*. No me llama la atención porque, visto así, parece estático, rígido, como si fuera a comerme las ideas sobre la comida. Nada me provoca cuando mi cuerpo no opina. Desayunar un dónut de arequipe con un juguito de cajita no es lo que mi cuerpo quiere porque sería un desayuno desprovisto de nutrientes, fibra y en exceso azucarado. No necesito creer que estos alimentos son malos para rechazarlos.

En otra ocasión tal vez quiera un dónut o solo un mordisco de este, y no pasa nada. Procuro escuchar mi cuerpo, sin interferencias, y sus opiniones ocurren siempre en el presente, cuando se enfrenta a diversas circunstancias: celebraciones, gripa, vacaciones, dolor de barriga... Mi experiencia con la comida es comiendo.

La nutricionista norteamericana Ellyn Satter diseñó el modelo de *la división de trabajo en la relación alimentaria entre padres e hijos*, que consiste en la responsabilidad de los padres de ofrecer a sus hijos comidas ricas, saludables y variadas de manera constante. Los niños, por su parte, tienen la responsabilidad de elegir qué y cuánto de esas comidas comen, o incluso si quieren comer. El enfoque de Satter promueve "la competencia alimentaria", un concepto que describe un comer basado en la confianza en el propio cuerpo, orientado por señales internas de hambre y saciedad. Es una manera de comer serena, en la que se disfrutan comidas variadas de forma consistente, sin incurrir en comportamientos restrictivos o en la culpa y la vergüenza.

"La presión no sirve, solamente la confianza", dice Satter. Por eso, intento no ser rígida en mi manera de elegir. Tal como lo muestra la evidencia, es en el *permiso para comer* donde reside la verdadera capacidad de elegir, sin reaccionar compulsivamente al entorno. La elección sabia es muchas cosas: puede estar relacionada con la temperatura o la cantidad de la comida y, claro, con la comida en sí. Sobre todo, es la flexibilidad y la capacidad de elegir sin compulsión. La sabiduría, en el contexto de la comida, también incluye la autocompasión y la apertura al aprendizaje.

La dieta de papas fritas y helado me hubiera sonado de maravilla en la época en que tenía categorías rígidas con respecto a la comida. Me debatía entre lo que *debía* comer y lo que realmente *quería* comer, lo cual me dejaba siempre insatisfecha. Adoraba las galletas, pero me prohibía comerlas, así que pasaba incontables veces por la sección de panadería del supermercado y, desprevenidamente, comía pedacitos de galleta rota como una ardilla desquiciada. Esto lo hice muchas veces. En mis visitas al supermercado me obsesionaba con estas galletas. Las comía rápidamente mientras sentía que algo andaba mal conmigo, mientras la culpa me azotaba porque estaba haciendo algo a escondidas, algo que no podía controlar. ¿Por qué no podía parar de comerlas?

No era el gluten de las galletas. No era el azúcar o los aditivos. Era el hambre que acechaba mi cuerpo. Era la creencia de no poder parar de comer. Albergaba tantos relatos en mi cabeza que se me pasaba saciar el hambre. Se me pasaba atenderme y nutrirme lo suficiente porque el afán por comer "perfecto" me tenía confundida. No eran emociones no resueltas o trauma de otra vida, no eran asuntos con la herida materna; era mi hambre que, apenas veía la oportunidad, me llevaba al desenfreno, a la obsesión, a la dolorosa situación de caer rendida ante una galleta, que era lo único que veía, lo único en lo que podía pensar.

Por eso, propongo la calma. Comer sintiendo que cada bocado nos daña o nos salva tiene implicaciones en la salud, porque es una situación de constante estrés. Cuando silenciamos el terrorismo alimentario, damos espacio a un cuerpo sabio que nos guía.

Escribir para sanar...

1. ¿Tienes una lista de "alimentos malos"? ¿Cuáles son? ¿Por qué son malos?
2. ¿Qué pasa cuando comes "alimentos malos"?
3. ¿Cómo te sentirías si descubrieras que en tu dieta puede haber lugar para todos los alimentos? ¿Qué alimentos reintroducirías?
4. Si pudieras ser más neutral frente a los alimentos, sabiendo que unos son más nutritivos que otros y considerando tus propias preferencias al comer, ¿crees que esta neutralidad te ayudaría a aliviar la tensión en tu vínculo con la comida? ¿De qué manera?
5. ¿Te ayuda saber que hay alimentos "malos"? Reflexiona si esto te ha ayudado a sentir más serenidad frente a la comida.

Tercer relato: la cultura del bienestar y la dieta

"Abunda el bienestar y la salud *extra*", dice la escritora y humorista neoyorquina Fran Lewobitz. La salud *extra* se compra, viene con sus rituales y sus comidas especiales, ofrecidas en lugares como mercados *fit* a los que pocos tienen acceso. Se incluyen las dietas —ahora llamadas planes de desintoxicación—, retos de veintiún días, protocolos antiinflamatorios, estilos de vida saludables y de comer 'limpio'. Si *somos lo que comemos*, un popular postulado, queremos ser lo más puros, saludables y limpios posible. Nadie quiere entes contaminantes. En esta lógica, no somos agentes de nuestra propia limpieza, con el impecable trabajo del hígado, los riñones, el sudor, sino que, aparentemente, necesitamos jugos y suplementos para llevar la limpieza a un nivel superior.

Esta cultura del bienestar y la dieta vende falsedad. En esta realidad curada e *instagrameable*, siempre joven, feliz y gozando de una salud inquebrantable, se vislumbra poca humanidad. Nadie es así de joven, tonificado, saludable y está tan alineado con los planetas. La cultura del bienestar y la dieta niega la complejidad humana; se va directo al té de polvo amazónico que es un superalimento que seguro te resuelve la vida y cuesta más que una tanqueada de gasolina.

La cultura de la dieta no habla de dieta o calorías porque esa moda ya pasó. Suficiente gente despertó a totazos contra la realidad: hacer dieta no funciona. Si cada programa, producto, batido, pastilla para adelgazar hablara con la verdad, incluiría una advertencia: "La probabilidad de éxito es menor al 5%, y la posibilidad de daño físico y emocional, incluyendo ganancia de peso, es considerable".

Hoy se erige una resplandeciente cultura del bienestar y la dieta, envuelta en un halo de espiritualidad, salud y juventud. Los programas de "bienestar" se delatan con sus juicios de superioridad moral al proponer comidas "buenas" y "malas". También se delatan con sus promesas de un cuerpo futuro idealizado que es más importante que el cuerpo presente. La farsa queda expuesta cuando su finalidad sigue siendo perder peso porque el estilo de vida que venden es fantástico mientras uno sea delgado. Sin duda, las redes sociales han desempeñado un papel en la propagación de una presunta ciencia que más que ciencia es mercadeo. La maraña se entrelaza con los conceptos de salud que proponen actrices e influenciadores y que promueven gurús médicos que parecen estrellas de cine.

Cada vez es más frecuente escuchar a personas decir que ya no comen pan porque el gluten las enferma; que ya no comen esto o lo otro; que están dejando el azúcar porque da cáncer; que no comen carbohidratos o huevos o carne porque inflaman. Hace poco, una consultante con un historial largo de restricción y compulsión me dijo que pensaba dejar el pan (que le encantaba) porque creía que tenía una alergia. A las personas que entramos en lucha con la comida, el ambiente nos arroja muchas estrategias soterradas para sostener la restricción. Por eso, me gustan los profesionales que aportan su voz y su conocimiento para desmentir el terrorismo alimentario, como la inmunologista y científica biomédica Andrea Love. Aunque también la conocí por redes, comparte un mensaje de paz basado en hechos, no en miedo.

La doctora Love reveló hace poco cosas que evita, incluso si son tendencia. Su lista incluía "productos que fortalecen el sistema inmunológico; productos o personas que promuevan que algo es tóxico, cancerígeno o proinflamatorio sin dar contexto; las aguas alcalinas, y los *tests* de alergias alimentarias". Love, como otras cuentas (por ejemplo @foodsciencebabe), nivela la balanza en un entorno cada vez más volcado al fanatismo alimentario, invadido de productos que saben cómo llegarle a un consumidor cansado, posiblemente enfermo, que cree que si tan solo encontrara la llave —ese té, ese suplemento o *test* especializado— podría acceder a la garantía de la salud completa.

En la época en que era una mamá nueva me sentía muy cansada y quise eliminar el cansancio a punta de productos de "bienestar". Me compré los suplementos y los polvos... y nada se arregló. Buscaba *hackear* mi experiencia, un atajo que me permitiera saltarme el inevitable cansancio de ser madre por primera vez, de las malas noches, del duelo de dejar atrás a una Camila que jamás volvería a ver. Estaba irritada con mi cuerpo, quería uno mejor, más conveniente, así que recurrí al bienestar que se compra, que es fácil, porque quería un antídoto a la incomodidad.

En su libro *New Self, New World*, el escritor Philip Shepherd dice: "Pensamos que nuestro deseo de obtener pureza es natural y saludable, pero debemos considerar su naturaleza excluyente: algo puro, ya sea un pensamiento, una acción o una substancia, significa la exclusión del resto. En estos términos, la pureza divide al mundo, lo aísla y selecciona partes de él [...]. Encontramos ese anhelo en la religión, en la ciencia, en el racismo, en las ideologías políticas y en cada una de las miradas limitantes sobre lo que significa 'lo bueno' en el mundo".

Shepherd no habla de la cultura del bienestar y la dieta, pero cuando lo leí inmediatamente lo entendí: la especialidad de esta cultura es demarcar "lo correcto"; es decir, lo saludable, lo joven, lo productivo y lo que está en control. En esta cultura tiene sentido transformar el alimento en conceptos como "lo correcto", "lo puro"; tiene sentido abstraernos de la comida, como si pudiéramos elegir cómo comer desde una lógica que no atiende a los contextos de las personas, a lo que sienten, a lo que son.

"La comida siempre ha cargado significado", me dice mi amiga Juliana Duque, que tiene un doctorado en Antropología de la Comida. Cada vez que podemos, nos gusta conversar sobre los discursos actuales alrededor de la comida y los disparates que la rodean. Siempre terminamos riéndonos, pero también con rabia porque ambas trabajamos con la comida desde diferentes ángulos y somos conscientes de que a la gente le está asustando comer.

A esta cultura no le sirve la inteligencia que se aloja en la intimidad de la experiencia, de las cosas que toman tiempo. No le sirve el mundo de la gente de carne y hueso que envejece, de quienes viven su humanidad como un tesoro y un agobio. La comida cumple un rol esencial en la vida, pero el significado que se le da en la cultura del bienestar y la dieta no permite la sabiduría, el gozo. La abstrae y la eleva al punto de que se borran por completo las condiciones sociales bajo las cuales las personas eligen la comida, se borran los *determinantes sociales de la salud* (las condiciones en las que las personas viven, trabajan, se educan, se divierten y envejecen). Algunos modelos de salud pública, particularmente en Estados Unidos, adjudican un 36 % a las conductas individuales (factores como calidad de sueño, actividad sexual, características psicológicas, entre otras) y asignan a la comida y al ejercicio aproximadamente un 10 % y un 15 %, respectivamente.[16] Claro, los buenos hábitos importan, podemos tomar buenas decisiones de

---

16 Choi, Edwin; Sonin, Juhan. "Determinants of Health", GoInvo, 2017. https://www.goinvo.com/vision/determinants-of-health/

salud, pero también importa nuestra realidad social: si tenemos trabajo, acceso a agua limpia, ingresos estables, si vivimos en un barrio seguro.

En cuanto a decisiones individuales se refiere, procuro alejarme del discurso del bienestar y la dieta frente a la disciplina como la única vía conducente a la salud. Esto no niega la importancia de trabajar en desarrollar mejores hábitos diarios, afianzando el *locus* de control interno (la creencia de que podemos influir en nuestros resultados con recursos propios; es decir, mediante habilidades como la perseverancia o la consistencia), un concepto desarrollado por el psicólogo Julian Rotter en 1954. El *locus* de control interno está correlacionado con mejores indicadores de salud mental y física, más bienestar y mejor recuperación de síntomas o dolores crónicos. Podemos construir bienestar desde lo que más nos importa y no desde los afanes de una cultura del bienestar y la dieta que no se interesa nuestra humanidad más genuina.

Al final, *¿cómo no va a existir la ortorexia en la era de la optimización?* La ortorexia, esta disfunción que consiste en la excesiva preocupación por la calidad de la comida en función de la salud, se caracteriza por conductas como la revisión compulsiva de listas de ingredientes y etiquetas nutricionales, la incapacidad para comer algo más que un grupo reducido de alimentos considerados "saludables" o "puros", el interés exagerado en la manera como otros comen (si es saludable o no), el angustiarse cuando no están disponibles los alimentos "seguros" o "saludables" y el seguimiento obsesivo de cuentas sobre "estilo de vida saludable" en redes sociales. Estas conductas son glorificadas en la cultura del bienestar y la dieta como ejemplos de autoestima y disciplina, como emblemas de la salud que se portan y se exhiben con orgullo.

La escritora estadounidense Virginia Sole-Smith señala que la ortorexia y la anorexia son similares, aun cuando en la ortorexia la ansiedad está relacionada con la calidad o pureza de la comida. Si indagamos un poco en la ortorexia, dice Sole-Smith, nos encontramos una vez más con el mandato de la delgadez y la obsesión por el peso. La gente joven, la más vulnerable a padecerla, ha asimilado a la perfección una cultura que vomita cuerpos de cera, lisos y juveniles, dietas balanceadas e *instagrameables*, ideales de salud perfecta. Nos muestran tantas fantasías que nos molesta encontrarnos con nuestra propia vida, tan llena de textura, de cansancio natural, de huellas del tiempo, dice Solesmith. Nada resulta como en el aviso.

Escribir para sanar...

1. ¿En qué lugares puedes identificar
   la cultura del bienestar y la dieta?
   ¿En avisos, programas de televisión,
   revistas?
2. Para ti, ¿qué significa bienestar?
3. Para ti, ¿qué significa autocuidado?
4. ¿En qué momento de tu vida has sentido
   un bienestar real, que te conecta con tu
   esencia?

Contrarrestar el caos

Descansamos al fin.

En mi consulta, el inicio es la comprensión de la restricción. ¿Cómo funciona? ¿Qué consecuencias biológicas tiene? ¿Qué tipo de conductas la perpetúan? Ahora bien, ir desmantelando la restricción requiere de un sencillo plan de acción: comer lo suficiente, con estabilidad y orden; las tres comidas principales, más la posibilidad de un *snack* en la mañana y en la tarde. Nos procuramos comidas que nos gusten, que nos satisfagan. No se trata de picar todo el día, sino de comer organizadamente nuestras comidas en esas ventanas de tiempo, y practicar desde ahí el *permiso incondicional para comer* con curiosidad, *mindfulness* (un método de observación sin juicio del presente) y autocompasión. El propósito: que nuestro cuerpo confíe en que sí habrá alimento, que se relaje y apague sus alarmas de hambruna.

Este sencillo plan contrarresta el caos generado por la restricción, con sus dietas absurdas de piña y atún, con sus días de no comer o de comer sin parar, con sus reglas estresantes que apenas cumplimos, con sus conductas compensatorias y todas las idas al gimnasio para "quemar" un *cupcake*, con sus cenas insatisfactorias de proteína magra, con todas las galletas que no comimos o las que devoramos para después sentir culpa. Por eso, favorezco el orden, la estabilidad, el permiso, el hecho de que necesitamos desarticular la privación alimentaria a nivel físico y emocional. Mis consultantes lo cumplen como pueden. Unas veces, por partes, muy despacio, con miedo; otras veces, haciendo unos ajustes sencillos. En algunas ocasiones, pasan por alto los *snacks* porque no los requieren; en otras, los *snacks* son la solución para sostenerse durante el día sin llegar a las cenas principales con un hambre voraz, que es más difícil de regular.

Este esquema no le servirá a todo el mundo, pero sí a muchas personas. Algo en su formulación del *permiso incondicional para comer* las relaja, les brinda un camino que pueden ir probando. En lugar de quitar comidas, es más beneficioso añadir porque así es el *permiso incondicional*. Te dice: ¿quieres chocolate? Tienes permiso. ¿Quieres un bocadillo después de la comida? Tienes permiso. ¿Tienes más hambre y quieres repetir? Tienes permiso.

Evelyn Tribole menciona una fase de ajuste que a menudo veo con mis consultantes, un periodo interino desconcertante porque al levantar la restricción se experimenta una sensación de pérdida de control. Algunas mujeres viven esta etapa como una rebeldía bien merecida después de años de restricción, y tienden a comer de más. Es una fase normal en el trayecto hacia comer de manera intuitiva. Cuando las comidas "prohibidas" ya no tienen su halo místico, cuando el helado o el chocolate son comidas normalizadas a las que tienen acceso, entran a la fase de regulación y *habituación* (el fenómeno de habituarse a algo que ya no representa una novedad), en la cual incluso olvidan que tienen estos alimentos en la nevera hace semanas.

Sé que es una instrucción simple, mas no fácil; sobre todo, porque implica enfrentar el miedo a la comida, a engordar, a comer sin reglas. Algunas mujeres han recurrido a tantos artilugios, dispositivos de control e instrucciones que ya no saben cómo abordar su comida sin orientación externa y no se creen capaces de hacerlo. Les da miedo confiar porque la confianza suena peligrosa, un relajamiento inquietante, algo que aplica para otra gente, no para ellas. Les angustia que, sin intervención lógica externa o sin la experticia del gurú que las instruye, no sabrían calcular la porción exacta de carbohidratos, proteínas y grasas, no sabrían cómo comer para no engordar o para no enfermar.

Me acuerdo del enfoque de Ellyn Satter sobre la competencia alimentaria (concepto basado en la confianza en el propio cuerpo al comer); su simplicidad evidencia los estrechos relatos a los que nos hemos acostumbrado. En el contexto de la comida, la confianza supera a la disciplina, no la requiere, porque comer no implica esfuerzo. Sin embargo, si ha habido un historial de dietas, atracones, compulsión, tenemos que iniciar el camino hacia la confianza apagando las alarmas de hambruna del cuerpo. Necesitamos comer porciones suficientes de comidas variadas y satisfactorias para permitir que nuestra biología se relaje; así nos enseñará, poco a poco, una forma de comer basada, principalmente, en indicadores de hambre/saciedad y en las preferencias de nuestro cuerpo. Necesitamos darnos la evidencia de que soltar el control es posible y seguro.

Por esta razón, les pido a mis consultantes que estén atentas a las señales de autorregulación que surgen después de empezar a comer de manera suficiente, satisfactoria y ordenada. De repente, me dicen: "Siento que puedo parar de comer más fácilmente", o "Se me olvida que tengo las galletas en la despensa". Les pregunto: "¿Cómo se siente eso?". Necesito que presten atención, que sientan estas nuevas posibilidades. Quiero que vean que esta vía ofrece una sensación de calma en la que pueden confiar, un estado sereno que las dietas y la restricción jamás ofrecieron. "Se siente como libertad, me doy cuenta de que sí sé comer", dicen, borrando así una noción de error, disipando la vergüenza. No será un asunto de esfuerzo, será la autorregulación que brota del interior, será el regalo de nuestro cuerpo, de sus mecanismos innatos; ellas saben comer así como saben dormir o sudar.

En estas fases iniciales, se incentiva la curiosidad y la exploración del alimento con ojos de estudiante. Retornamos a comidas que nos gustan y que descartamos en algún momento porque nos daba miedo comerlas. Olvidamos las básculas, las dietas y las normas. El permiso lo incluye todo. Doy muy pocas instrucciones sobre qué comer, porque no es lo más importante. Obviamente, sugiero la inclusión de alimentos como verduras, frutas, nueces y, sobre todo en el desayuno, aconsejo comer una buena fuente de proteína, grasa saludable y fibra. No profundizo mucho en el tema porque no me compete; además, mis consultantes han ido a más nutricionistas de las que pueden contar, han investigado por su cuenta diligentemente: ellas saben qué comer, saben sobre verduras y frutas, identifican las grasas saludables y todo lo demás que nos hace bien.

Sé que al inicio el proceso no es sencillo. Brotan lágrimas porque no solo hablamos de comida. La comida, como he dicho ya, es la punta del *iceberg*: hablamos de gordofobia, de miedo a engordar, del terror a soltar las riendas, de perfeccionismo. En estas sesiones incluyo herramientas como la autocompasión y la autoaceptación, porque al destapar las heridas necesitaremos sostén. Necesitaremos estar de nuestro lado para mantenernos en ruta. El norte está claro: nunca más una dieta. No solo eso, nunca más quedarme con hambre y lo que esa hambre desatendida representa. Nunca más hacerme pequeña porque el mundo así lo exige. Comer se convierte siempre en un evento nuevo, una oportunidad fresca, un reencuentro con el plato que nos enseña sobre el cuerpo, el hambre, la vida.

La idea es aprender a comer desde la información que emana del interior. No necesitamos etiquetas que digan "libre de grasa" o que incluyan la cantidad de calorías para saber qué comer. Más bien, hacemos lo que más nos cuesta: nos sintonizamos con lo que realmente necesitamos. Nos preguntamos: "¿Qué quiero comer? ¿Qué me apetece? ¿Estoy realmente satisfecha? ¿Qué me dice mi cuerpo?". Son preguntas que requieren prestar atención, que apelan al sentir del cuerpo, a las necesidades profundas de nutrición a todo nivel. Se desmonta el binario de la mentalidad porque entramos en las holguras de un comer que no se equivoca porque siempre aprende.

Vamos despacio. Al inicio no hablo de comer de manera intuitiva porque sé que este concepto va y viene en redes, e incluso se usa como medio para perder peso, como otra manera de restringir la alimentación, de crear expectativas falsas. No: la alimentación intuitiva no es un comer idealizado ni perfecto. No es la magia de sintonizarse con el cuerpo a la perfección; no es una mística reservada para unos pocos afortunados. Para mí, comer de manera intuitiva llega con el cuerpo que descansa de la restricción, con la mente abierta, flexible y capaz de comer sin culpa.

La alimentación intuitiva es una forma de comer autorregulada y flexible: responde al hambre y la atiende de la mejor manera posible; sabe elegir, pero también se adapta a lo conveniente porque así lo requiere la vida humana.

Por eso, al principio sugiero el orden y la estructura al comer. Esta predictibilidad les funciona a muchas personas para contrarrestar lo caótico y oscilante del control y el descontrol; es la consistencia de un comer que regenera la confianza en que sí hay alimento suficiente disponible. De esta manera, nuestro cuerpo se relaja.

Mi trabajo es darles la mano a las mujeres que se aventuran a cruzar estos umbrales desafiantes que son nuevos para ellas. Es difícil confiar cuando el recurso ha sido el control. Por eso, me importa su progreso en la capacidad de ser flexibles con la comida, en la mirada neutra hacia todo tipo de alimentos y en la apertura a experimentar placer sin culpa.

Escribir para sanar...

1. ¿De qué maneras podrías darte más permiso para comer? ¿Consideras que no darte *permiso incondicional para comer* ha dado los resultados que esperabas?
2. Si entiendes la alimentación intuitiva como un proceso de aprendizaje, ¿qué aspectos de tu relación con la comida

podrías observar con más apertura y
aceptación?
3. ¿Qué posibilidades se abrirían para ti al
comer de manera intuitiva?

La recuperación

En un modelo pesocentrista, el progreso se mide con un único indicador: el peso en la báscula. Por el contrario, en el proceso que propongo, el progreso se mide con indicadores profundos, como la flexibilidad o la capacidad de disfrutar sin culpa. Desde el inicio les doy a mis consultantes un formato para que anoten sus victorias, por modestas que sean. Aquí importa cada logro que aviva una motivación intrínseca que les demuestra que sí pueden: por ejemplo, si pudieron conectar un poco más con una ligera sensación de saciedad, si lograron sentarse a disfrutar una comida sin culpa, si se acercaron a comidas previamente temidas con curiosidad y con apertura... Todo cuenta. Incluso cuenta como victoria si tienen un atracón y logran no *compensar* luego saltándose comidas, hablándose duro, cancelando planes sociales, o de cualquier otra forma. Les pido que sientan estas nuevas posibilidades, que se emocionen con la manera cómo construyen una nueva vía, que es segura y se siente bien; mucho mejor que pasarse la vida sobreanalizando la comida como si fuera un acertijo a resolver.

Las mujeres superan sus luchas con la comida cuando su forma de comer se torna más flexible y curiosa, adaptable a

las fluctuaciones de la vida; ellas saben que probablemente comerán de más si están en una celebración, menos si
están enfermas o de afán. La flexibilidad es lo contrario
a la rigidez que surge cuando intentan comer de manera
preconcebida. Cuando juran que jamás volverán a comer
pan o que nunca más tocarán un carbohidrato después
de las cinco de la tarde. Las reglas son muros contra los
que chocan constantemente; en cambio, la flexibilidad es
apertura y serenidad.

Las mujeres superan sus luchas cuando entienden que
la neutralidad frente a la comida es aceptar lo que existe.
Existen todo tipo de comidas: unas muy nutritivas, otras no
tanto, y una gran cantidad de estas categorías en el medio.
En lugar de enaltecerlas o condenarlas, las convierten en
posibilidades a las que eligen acceder, o no. Superan sus
luchas acercándose a alimentos que quieren comer, dándose
la oportunidad de comerlos, manejando la situación. No
tienen que exiliar el pan a Marte, pueden cohabitar con el
pan, con todas las comidas, porque saben elegir sabiamente.
En cambio, si evitan eventos sociales o lugares donde hay
pan, siguen reforzando la idea de ser incapaces de manejar
su relación con la comida y perpetúan una falsa amenaza
que activa su ansiedad. El proceso va bien si la neutralidad
con la comida no las asusta sino que, por el contrario, se
traduce en la banda ancha para elegir sabiamente. Y si
tienen una alergia o un tema médico real, o si no les gusta

una comida, no la comen. La neutralidad frente a la comida no significa que tengan que comer todo lo que existe. Significa que ninguna comida es más poderosa que su propia capacidad de aceptarla o declinarla.

Las mujeres superan sus luchas cuando fortalecen su capacidad de estar presentes mientras comen, atentas al momento, saboreando, disfrutando, lo cual les ayuda a sintonizarse con sus sensaciones corporales de hambre y saciedad. Es una pena que empeñemos nuestra capacidad de deleitarnos a cambio de una alimentación fragmentada, insulsa, que no se goza. En nuestra lucha con la comida enterramos el placer; es una víctima que subestimamos. Creemos que podemos prescindir de él. Creemos que podemos sacarle los colores a la comida, dejarla desprovista de alegría. "No como como debería comer", me dicen a menudo las mujeres que van a mi consulta. Si sufren porque no logran "ajuiciarse", sé que no disfrutan verdaderamente. Por eso, el inicio de un proceso incluye la pregunta "¿Qué quiero comer?". Si se le da espacio a esta pregunta, el cuerpo comienza a despertar, comienza a animarse porque hace rato no le preguntan nada. Y así, eventualmente, responderá algo. Dirá "Quiero las tortillas como las preparaba mi abuela" o "Quiero comerme un buen plato de pasta".

Las mujeres superan sus problemas con la comida cuando su conducta y su actitud se vuelven deliberadas, cuando se dan mensajes que apagan las alarmas de amenaza y su sistema nervioso deja de percibir la comida, o engordar, como un peligro. Sus formas desordenadas con la comida las abandonan cuando su cerebro sabe que están a salvo, que la comida es segura porque ellas son confiables cuando se trata de comer. Logran recuperarse a través de cambios en el comportamiento y la disposición a sentir lo que incomoda, a sostenerlo, a tolerarlo. Esto abre paso a nuevas formas de comprender.

Por ejemplo, si tienen un atracón, no arruinan su día. Si tenían un compromiso con una amiga o con su hijo, lo cumplen. No compensan saltándose comidas ni yendo al gimnasio a quemar calorías con actitud frenética, sino que atienden su hambre adecuadamente cuando aparece, reafirmando el hecho de que el hambre siempre es legítima. Interrumpen el patrón de hacer dieta para solventar el malestar, de encerrarse en casa porque sienten culpa o de quedarse rumiando durante días. Sostienen el malestar del atracón, se dan el permiso para sentirlo y habitarlo, para practicar la autocompasión y reconocer que ahí están por ahora.

Las mujeres superan sus luchas cuando eligen su conducta, aun cuando siguen apareciendo pensamientos e impulsos de restringirse, sobre todo, cuando perciben que "comen de más". Pero no restringen, se sostienen en su voluntad por desaprender la lucha, no permiten que la narrativa de la mentalidad de dieta dicte la conducta. Estas narrativas aparecen como hábitos automáticos, no importa:

importa la conducta que eligen. Tampoco la culpa determina la acción; se permiten sentirla, pero no la oxigenan. Cuando identifican el momento en que la culpa empieza a escalar, con la rumiación y el endurecimiento del crítico interno, y eligen aplicar la autocompasión. Puede que la culpa quiera agarrarlas, decirles que son inadecuadas, que deben disciplinarse, pero ellas eligen involucrarse en actividades placenteras: se van con una amiga, disfrutan una cena o una charla. Al conectar con lo que verdaderamente les importa, debilitan el hábito de culparse.

En la próxima parte del libro entraremos profundo en la ansiedad que se vuelve una pesadilla, un tormento, un desorden. Esto nos ayudará para seguir reprogramando nuestras creencias sobre qué es confiable y seguro, expandiendo nuestras posibilidades que, francamente, son mucho más amplias de lo que imaginamos.

Escribir para sanar...

1. Si la lucha con la comida no ocupara tanto espacio en tu vida, ¿qué posibilidades se abrirían?
2. ¿Qué te permitirías si no tuvieras miedo de «perder el control»?

3. ¿Cómo se vería una relación con la comida basada en libertad, respeto y presencia?

4. ¿Qué aspectos de tu relación con la comida son rígidos? ¿En qué aspectos has ganado flexibilidad?

5. ¿Qué sientes cuando escuchas un concepto como "la neutralidad frente a la comida"? ¿Sientes que puede ser peligroso, o irresponsable, o te genera una sensación de confianza y expansión?

6. ¿Qué comidas te generan placer? ¿Cuándo fue la última vez que las probaste? ¿Qué sentiste?

PARTE II

Permiso incondicional para sentir

Si acabas de tener un atracón de comida, probablemente, tu compañía en este momento sea la vergüenza que caracteriza estos episodios. Si estás ahí o estuviste recientemente, permite que la experiencia corra su curso. El *permiso incondicional para sentir* será así: incondicional. Vamos a sentir juntas una emoción dolorosa como la vergüenza, y no lo haremos en secreto; las razones que te ofrece para que calles, para que te aísles, te tapes la cara, no son ciertas. No tienes que guardar secretos porque no hay nada en ti que esté funcionando mal. Tal vez, operas según estrategias obsoletas de autoprotección, pero no hay de qué avergonzarse.

Así que, el *permiso incondicional para sentir* será completo, no necesita filtros o mejores circunstancias. Se acepta lo que se siente porque el respeto a la realidad es requerido. Si te crees adicta a la comida, si te consideras una floja irremediable que fracasa todos los días frente a su plato, frente a sus hijos, su vida, acá estoy. Empecemos por ahí, sintamos el dolor. Si lo sostenemos el tiempo suficiente, si le damos el espacio, veremos que no nos destruye y que, al final, conectaremos con la alegría de vivir.

Para la investigadora estadounidense Brené Brown, la alegría es una emoción vulnerable porque al sentirla nos exponemos a perderla. Aun así, abogo por una capacidad ampliada para experimentarla y también para soltarla, confiando en que todo vuelve. Personalmente, la alegría, se me asoma de a pocos; aparece en gotas, en destellos que iluminan momentos cotidianos: mientras camino escuchando música o me deleito con un *brownie*. Permito el vaivén de las olas que, a veces, se lleva cosas preciadas. Sigo defendiendo el derecho a sentir la vida en su totalidad. Lo esencial es que estamos vivos, sintiendo, ahí reside el milagro.

En retrospectiva, entiendo que mis luchas con la comida fueron también una manera de regular emociones; especialmente, la ansiedad que en ese momento ni sabía que tenía. Recuerdo que, en la época del colegio, en casa de mi amiga Alexandra había comidas importadas porque sus papás tenían una empresa importadora. Cuando dormía en su casa, abría el gabinete en el que guardaban estas novedosas delicias y comía algunas en secreto. Lo hacía rápido, no quería que nadie me viera. Apenas disfrutaba porque era algo que me producía culpa y, además, no sentía que tuviera control sobre cuándo parar. Lo que acaparaba mi atención era la comida, mi actitud hacia ella, la sensación cada vez más presente de estar engordando, algo que rechazaba. No podía ver la ansiedad subyacente.

No sabía sentir mi ansiedad directamente, darle un nombre. Nunca hubiera imaginado el material más profundo, el dolor de la desconfianza en mí misma. No pensé que mi lucha con la comida estuviera atada a mis partes más desoladas y que, realmente, mi problema nunca fuera la comida en sí misma. La comida se convirtió en un problema porque empecé a restringir, a demonizar alimentos, a temerles, a compensar saltándome comidas, a tratar de solucionarme. Gracias a Lindsay y Lexie Kite, fundadoras de la organización Beauty Redefined, ambas doctoras y expertas en imagen corporal y los deletéreos efectos de las autocosificación, pude comprender la relación entre mis emociones y mi desorden alimenticio.

Cuando era pequeña sentía ansiedad, y la comida se convirtió en un regulador emocional con un efecto sedante. Pero luego, el alivio que sentía empezó a mezclarse con una creciente insatisfacción con mi cuerpo, que no se ajustaba como quería a los moldes estéticos. La cultura nos incrusta la lucha de creer que nuestro valor se ubica en nuestra apariencia. No es fácil trazar líneas divisorias entre mi ansiedad, mi desorden alimenticio y mi insatisfacción con mi cuerpo porque, en cierto punto, se formó un número ocho entre los tres: mi ansiedad volcada sobre mi comida y mi insatisfacción con mi cuerpo sobre mi ansiedad.

Mi inconformidad con mi cuerpo me incitó a lo que las hermanas Kite identifican como "vías disfuncionales para manejar la incomodidad y la vergüenza". Comencé a tener un vínculo desordenado con la alimentación como una manera de castigarme. Según Lindsay y Lexie "castigarse" es la primera vía disfuncional. También recurrí a la segunda vía, que consiste en "esconderse y corregirse". Me quedaba en casa y cancelaba planes porque no me gustaba mi cuerpo. Esta vía también incluye corregir el cuerpo con cremas, masajes, cirugías y pastillas.

Construir una verdadera resiliencia en imagen corporal, como dicen Lindsay y Lexie, implica aprovechar nuestras disrupciones, esos momentos incómodos en los que se activa la insatisfacción corporal, para elegir una conducta que no nos dañe o que requiera solucionarnos. Entiendo ahora que este mismo modelo aplica para los desórdenes de la ansiedad (de esto hablaré más adelante). En mi primer libro, *Yo debería ser flaca*, comparto una lista que escribí mientras luchaba con mi comida. Se titula "No sé qué funciona, pero sí sé qué NO funciona". Esta lista fue el inicio de comprender cómo salir de un desorden alimenticio: tenía que hacer las cosas diferente, debía ir en contra de mi sentido de "seguridad" porque no era una seguridad real, sino formas de castigarme o corregirme que enquistaban el problema. Tenía que construir una verdadera resiliencia con respecto a mi comida y mi cuerpo. La reconquista de Lindsay Kite incluyó volver a la natación, un deporte que amaba de joven y que abandonó cuando se le hizo imposible ponerse un vestido de baño porque no era delgada. Volver a nadar requirió mucho de ella, demandó de su capacidad para sentir la incomodidad, sostenerla y actuar según sus valores.

Así que, ¿cómo sentir de manera que podamos elegir conductas alineadas con lo que realmente nos importa? Esta debería ser la principal asignatura en los colegios. Aprenderíamos a sentir todo, sabríamos cómo manejar emociones difíciles, en vez de disimular, negar o botar toda la basura que no entendemos en la gente que más queremos. No seríamos adultos que hacen pataletas, dado que tener cuerpos adultos no garantiza nada sobre un manejo emocional adecuado. La realidad es que reaccionamos en automático con nuestros programas inconscientes que, frecuentemente, están en una versión más primitiva.

Me ha pasado. Por algo me he sentado frente a un terapeuta en dos ocasiones diferentes, deshecha como un figurín tembloroso, a que me diga que mi comportamiento tiene un nombre y unas características detalladas en el manual DSM-5 que usa la psiquiatría para describir diagnósticos. Los diagnósticos no me definen, pero pueden ser útiles. Además, sé que apuntan a una realidad sobre mi manejo emocional, sobre algo que no está funcionando, y eso sí me importa mucho.

La primera vez que llegué a terapia era un zombi. Principalmente porque no tenía ni la menor idea de qué me estaba pasando. Yo que siempre me veía tan tranquila, cómo era posible estar hecha un manojo de nervios creyendo que me estaba muriendo de no sé qué, pero de algo.

Esto me pasó en el año 2013, cuando no podía dormir y a mi mente se le ocurrió que eso iba a matarme. Me tomó tiempo construir una realidad con más sentido. Mi terapeuta me habló de la amígdala cerebral, que prende las alarmas, y sobre cómo el comportamiento debe intervenirse, al igual que el pensamiento. Me puse a llenar algunos formatos para modificar mi conducta, y en mis primeras hojas apenas podía escribir dos palabras con algo de sentido. Con el tiempo, la situación fue calmándose y justo después me fui de viaje con Camilo durante casi un año para trabajar como voluntarios en granjas alrededor del mundo.

Mi tema con la alimentación vio mucha luz durante este viaje: amé la comida y recordé cómo disfrutarla, lo cual dejó sin aire a mi lucha sobre cómo controlarla. La vuelta al mundo fue una aventura que, cuando esté muriendo, estoy segura, me va a regalar una sonrisa porque Camilo y yo hicimos algo extraordinario juntos. Sin embargo, el asunto de cómo sentir ansiedad no me quedó claro porque diez años después tuve otro episodio paralizante que me llevó de nuevo frente a un terapeuta. Al menos en esta ocasión tenía alguna idea sobre por qué me pasan las cosas que me pasan. La marea de este último episodio ya aminoró. Ocurrió el mismo año del fallecimiento de mi mamá, Helena. Ese año, el 2023, lo inicié entusiasmada.

Pensé que sería *mi año* porque mi número de la suerte es veintitrés. Y tal vez lo fue, no en el sentido placentero que imaginaba, sino de una manera aplastante: uno de esos años del que sales apenas viva, pero que te enseña mucho sobre la capacidad de sentir.

Mis dos episodios de ansiedad no ocurrieron de manera aislada. Mi salud mental ya había ondeado sus banderas rojas; sin duda, la alimentación fue una de ellas. El río de emoción subterránea que me llevó a batallar con la comida no sanó, simplemente dejé de perpetuar las conductas que sostenían mi lucha con el alimento, lo cual fue muy bueno. Pero aún estaba desprovista de recursos para entrar a la cueva más profunda, al lugar donde se encuentran las creencias limitantes, el miedo más inconsciente, los dolores preverbales del pasado. A esa cueva entré a las malas; pero lo agradezco, no hubiera habido otra manera. Jamás hubiera querido entrar en lo profundo de mis dolores apenas preparada con una linterna sin pilas, que es exactamente cómo se siente defenderse de la vida.

Luego de mi último episodio de ansiedad, he venido aprendiendo muchos recursos útiles para comprender mi propia salud mental; por ejemplo, la mecánica del trastorno obsesivo compulsivo (TOC). Aunque nadie me lo diagnosticó y no hace parte de los desórdenes de la ansiedad, sí me identifico con sus manifestaciones. El TOC y la ansiedad están íntimamente vinculados, comparten circuitos cerebrales, particularmente en la detección y respuesta de amenazas y, además, tienen una alta concurrencia: por ejemplo, una persona diagnosticada con TOC podría también experimentar ansiedad social o ataques de pánico.

El TOC se compone de obsesiones (pensamientos, imágenes o impulsos no deseados que persisten y, frecuentemente, involucran temas de daño, sexo, identidad, riesgo o peligro) y compulsiones (las cosas que hacemos con el propósito de reducir la ansiedad que generan las obsesiones; rituales que se ejecutan de manera repetitiva e intencional). Las obsesiones en el TOC son egodistónicas; es decir, se oponen a nuestros valores, no representan lo que verdaderamente deseamos o consideramos parte de nuestra identidad. Una persona con TOC de daño (hay muchos subtipos, por ejemplo: contaminación, orientación sexual, existencialismo, entre otros) podría tener obsesiones con causar daño, a sí mismo o a otros, que impactan su calidad de vida, pero estas no reflejan sus valores o intenciones en lo absoluto.

Aprendí que existe una comorbilidad del 18 % entre pacientes con desórdenes alimenticios que posteriormente son diagnosticados con TOC.[17] Para una persona con trastorno de la conducta alimentaria, sus obsesiones están

---

17   Mandelli, Laura; Draghetti, Stefano; Albert, Umberto; De Ronchi, Diana; Atti, Anna-Ritta. "Rates of Comorbid Obsessive-Compulsive Disorder in Eating Disorders: A Meta-Analysis of the Literature", *Journal of Affective Disorders*, Vol. 277, 2020. https://doi.org/10.1016/j.jad.2020.09.003

relacionadas con el peso, la imagen corporal y la comida. Sus compulsiones serían la restricción, purgarse, procurar corregir su cuerpo de distintas maneras.

Evidentemente, son diagnósticos diferentes que requieren abordajes distintos, pero es claro que falta psicoeducación en salud mental; solamente conocer la mecánica del TOC fue de gran ayuda para mí. Aprendí sobre los pensamientos intrusivos que todos tenemos de vez en cuando pero que se vuelven obsesivos cuando los rechazamos e incurrimos en compulsiones (rituales para prevenir que algo ocurra y procurar aliviar la molestia de las obsesiones). Así se genera un *loop* que tiende a empeorar. El tratamiento estándar para el TOC es la terapia de exposición con prevención de respuesta, que enfrenta a la persona a sus gatillos, la expone a la molestia de sus obsesiones y, gradualmente, le ayuda a prescindir de sus compulsiones o rituales de alivio para manejar la ansiedad.

De repente, me acordé de momentos en los que tuve obsesiones que eran pensamientos intrusivos. Mis compulsiones o rituales no eran las manifestaciones que típicamente vemos en la cultura popular sobre el TOC: la persona que organiza simétricamente todas sus cosas, que se lava las manos treinta y seis veces, que desinfecta todo. Lo mío era puramente mental. Hay un subtipo del TOC que se llama TOC "puro" o *pure o* en inglés, en el que las compulsiones son mentales y no involucran ninguna acción observable.

Nadie me vio hacer nada, pero mi cabeza era un torbellino. Pasaba mucho tiempo rumiando, atrapada en compulsiones mentales, con la intención de prevenir eventos catastróficos: quedarme ciega de un momento a otro, ir a la cárcel sin ningún motivo, o enfrentar otras situaciones muy poco probables o completamente improbables y desvinculadas de la realidad.

La ansiedad es el motor del TOC. Pienso en los millones de personas que viven con un cerebro que rechina como uñas sobre la pizarra. Mi corazón se extiende hacia quienes sienten que algo no cuadra en sí mismos o que no encajan en el mundo, o ambas cosas al tiempo. Entiendo a todos los ansiosos con sus bellos y sensibles sistemas nerviosos. Al final, es eso, no lo pedimos; se dio la combinación de elementos: los rasgos de personalidad, las vivencias personales, las formas de comprender, los cablecitos internos. Así ocurre: la baraja de la vida nos asigna cartas. No me quejo de mi carta llamada *ansiedad*. Esta carta ilustra un sistema nervioso que es un paisaje de árboles de profundas raíces, que sabe de miedo y de poesía.

El truco está en canalizar la ansiedad, en aprender a relacionarse con ella. De lo contrario, se convierte en trampa y evasión; nos gobierna una voz tiránica que no sabe confiar, disfrutar o curiosear.

Mi último episodio de ansiedad se tomó mi vida. Se dio un conjunto de condiciones, y entonces un oleaje me estrujó por meses, me revolcó, me hizo llorar y rezar: me obligó a cambiar. La ansiedad, con sus tenazas de alambre y electricidad, prende las alarmas del cuerpo espichando botones al azar. Esto resulta en el jaleo de los mil síntomas que no entendemos: los dolores, los pinchazos, los pensamientos intrusivos, la despersonalización, la acidez, los ataques de pánico, los músculos que brincan y se retuercen, las palpitaciones como caballos al galope, entre otros miles. Fue desconcertante verme perder todo sentido de ubicación, de suelo; verme arrastrada como si no supiera nada sobre salud mental. Lo bueno es que semejante jaleo prendió mi curiosidad sobre cómo funciona la mecánica de la ansiedad y, finalmente, aprendí muchas cosas. Una de ellas es que la educación en salud mental es asequible y ficha clave para la recuperación.

Aprendí sobre diferentes tipos de ansiedad y sobre los mil síntomas físicos que simulan enfermedades reales, pero no lo son. Son ansiedad, un sistema nervioso desregulado, una amígdala cerebral que activa los programas de detección de peligro en nuestro sistema. No sabía que la ansiedad puede causar *tinnitus*, dolores de espalda o en cualquier otra parte del cuerpo, problemas intestinales (como el indescifrable síndrome de colon irritable), parálisis e, incluso, cegueras temporales. A mí me dio algo parecido a un reflujo gastroesofágico que, de hecho, por varios meses pensé que era un reflujo tenaz que había aparecido de la nada. Aprendí sobre tipos de antiácidos, y también que, a veces, el reflujo es bajo ácido, no mucho ácido, y qué tipo de comidas afectan el pH. Aprendí que es mejor no acercarse a Google a buscar síntomas porque eso con seguridad te lleva a la tumba.

Pero mi reflujo era distinto, era ácido en mi boca que constantemente tenía que escupir, que me hacía vomitar, y empeoraba o mejoraba sin motivos aparentes. Este síntoma fue tan severo y persistente que desató la ansiedad más brutal... o la ansiedad más brutal desató el ácido, no sé.

La verdad, muchas cosas me ayudaron a regularme y la psiquiatría me auxilió cuando mis recursos no fueron suficientes. Pero la medicación por sí sola tampoco fue suficiente; necesité un enfoque completo, que incluyó educación, herramientas emocionales, manejo del sistema nervioso, paciencia y medicamentos bien formulados por un doctor que supo escucharme más allá de recetar antiácidos *ad infinitum*. "Camilita, soy un médico telúrico", me dijo Germán, mi doctor que también es un amigo. Lo visité después de complicarme la vida comprando suplementos en línea para las enfermedades que no tenía (en internet nadie sabe nada, aunque hablan de todo y es fácil perderse). Mi médico telúrico, cercano a la tierra, amigo de las plantas, me dijo: "Estás en una crisis del sistema nervioso. Come lo que quieras comer, tranquilízate". Pero resulta que nadie se ha tranquilizado porque le digan "tranquilízate". El proceso de tranquilizarme fue un largo recorrido de picos y valles, de prueba y error, de conocerme, replantearme, de hacer cosas que nunca había hecho de manera consistente.

Germán me diagnosticó dispepsia funcional, una condición más común de lo que se cree aun cuando no se entiende del todo. La dispepsia forma parte de las enfermedades que se relacionan con una alteración del eje entre el cerebro y el sistema digestivo. Me uní al grupo en línea de la doctora inglesa Sula Windgassen, que trabaja en la intersección entre la biología, la psicología y el contexto social para abordar condiciones físicas que, como la dispepsia, requieren una comprensión de más alcance. Por ejemplo, la endometriosis, el síndrome de colon irritable, la fibromialgia, disfunciones del piso pélvico, fatiga crónica, infecciones urinarias crónicas, colitis, Crohn. Todas esas condiciones pueden llevarse más fácilmente con intervenciones desde un enfoque *biopsicosocial*. Mi dispepsia pudo haber tenido un origen biológico, pero más allá de cómo inició, la condición se mantuvo porque el estrés inicial generó un ciclo vicioso entre un comportamiento ansioso y evitativo, provocando más estrés y los síntomas que gradualmente iban empeorando.

Esto ocurrió mientras mi mamá batallaba su cáncer, y la gente me dijo que obviamente esa situación se relacionaba con mi reflujo que no era reflujo. Evidentemente sí estaba relacionado con eso, y recuperarme tuvo que ver con permitir todas mis emociones frente al fallecimiento de mi mamá.

También, con reconocer que ella estaba ofrendando algo con la manera como estaba dejando este plano. Mi mamá recibió un diagnóstico de cáncer de páncreas, con unos pocos meses de vida por delante. De hecho, el día que le dijeron que le quedaban unos siete meses de vida yo estaba ahí. Ella solo dijo: "Ah, bueno, eso es tiempo". Cómo cambia la noción de tiempo cuando el tiempo se acaba. Pasaron dos años antes de que muriera, lo cual es largo, según entiendo, para este tipo de cáncer.

Mi año de crisis nerviosa, sobre todo, me obligó a revisar asuntos pendientes de salud mental que había metido bajo el tapete, cosas que no pude o no quise ver que formaron una costra de creencias sobre la precariedad. Me terminé creyendo la mentira de que tenía recursos mínimos para enfrentar una vida caprichosa que te quita el piso a su antojo, lo cual, si me preguntan, es el eje de la ansiedad.

En todo caso, ese año me sentí sin piel, expuesta, vulnerable. Y sin mamá, lo que desencadena procesos internos de profundo reajuste. Después entendí que nunca la perdería realmente porque los procesos de muerte y los procesos de vida vienen siendo lo mismo; no se sabe cuál germina de cuál. Recuerdo la historia de la escritora Florence Williams, quien escribió un libro sobre los corazones rotos en el que habla de los días que pasó junto a su exsuegra, Penny, mientras moría de cáncer. Escribió el libro porque su corazón se rompió cuando el hijo de Penny le pidió el divorcio y ella perdió su centro de gravedad. "Cuando éramos dos cuerpos había peso. Pero sola, mi cuerpo no sería suficiente, flotaría por el aire", dice Florence. Me llama la atención porque también me he sentido más éter que suelo. Penny vivió sus últimos meses con alegría y calma, y en los días más cercanos a la muerte se entregó al silencio, la introspección y a una calma aún mayor. Acompañar a Penny a morir le enseñó a Florence a vivir.

Acompañar el proceso de mi mamá me revivió. El permiso para sentir es ahora mi suelo. Lo permito todo, aun cuando en mi pecho aparezca un revoltijo apenas distinguible de sensaciones; a veces, se asoman corrientes frías que se me trepan y no me gustan. Me toma tiempo aceptar lo que siento porque hay cosas que, simplemente, parecen inaceptables, así que digiero mis procesos despacio. Tal vez, nos pasa a todos, pero es fácil hacerse una idea equivocada de la experiencia ajena cuando pocos hablan con sinceridad y vulnerabilidad. En redes, mucha gente proclama haber acabado, haber encontrado su "después", su cuerpo perfecto, su fórmula del *hackeo* de la experiencia humana, optimizándola hasta tornarla en el perfecto desempeño, en la salud total, en la consistencia absoluta.

No me interesa nada de eso. Por eso, en mis redes sigo exclusivamente gente que comparte su porosidad, su profundidad. Creo que la condición humana implica vivir de manera liminar en medio de procesos de crecimiento.

Esto no implica romantizar el sufrimiento; por el contrario, es aprender de qué se trata la vida para sufrir menos. Seremos siempre humanos en ebullición (por más filtros que usemos o vitaminas que tomemos).

Después de tantos años conmigo, me permito ser quien soy. No seré feliz como la cultura prescribe que debo serlo, no tendré siempre una sonrisa o un pensamiento virtuoso que me ponga de buen ánimo. No seré consistente, porque mis días son oleajes que varían y mi productividad fluctúa bastante. Tengo días en los que me es difícil pensar, moverme o interactuar con otros seres humanos, pero trabajo en la radicalidad de permitirme ser quien soy, tal cual soy. Si lo pienso bien, el *permiso incondicional para sentir* tiene que ver con la confianza en la vida, lo cual me recuerda a la gente que va a morir y no tiene miedo. Así lo veo. Es la entrega final a la experiencia. En un pódcast escuché a una mujer que estudia la ansiedad comentar que lo contrario de la ansiedad, que nos miente y nos hace creer que no podemos manejar emociones, no es la calma sino la confianza.

Es posible que mis retos en salud mental hayan tenido raíz en el trauma (respuesta emocional intensa a un evento que supera la capacidad de afrontamiento). Sinceramente, he buscado en el pasado, pero solo me encuentro con el hecho irrevocable de que la escuela de vida viene con algo para resolver: yo he tenido que remediar el hecho de que la vida no me pareció de fiar. Mi primer diagnóstico fue de ansiedad social, el segundo de ansiedad generalizada (honestamente, parece el diagnóstico que dan cuando no saben bien qué es lo que está pasando). En todo caso, para mí, la *(des)*confianza está en el centro. La confianza en que ya no tenemos que defendernos más de la vida.

Para poder hacerlo tendremos que explorar el miedo que sujeta y previene la entrega.

En mi vida he sentido miedo en su peor faceta: el miedo al miedo, lo cual entra en el territorio de la ansiedad.

Todos tus miedos
son un mismo miedo

"Todos tus miedos son un mismo miedo", dicen los expertos en desórdenes de la ansiedad Drew Linsalata y Joshua Fletcher en su pódcast *Disordered* (*Desordenado*), el cual devoré episodio por episodio mientras caminaba por mi pueblo santandereano. Vivo en un pueblito desde el año 2020 cuando, en plena pandemia, mi familia y yo decidimos dejar la ciudad. Allí, con la pandemia atrás, me encontré con ese año que no sé si llamarlo una larga noche oscura del alma o, simplemente, cuando todo se fue al carajo. No sé qué fue, el caso es que existió un año en el cual la ansiedad se tomó mi sistema nervioso.

Por Linsalata y Fletcher comencé a concebir la ansiedad de forma práctica y aterrizada, algo que nunca había hecho. Mi lucha no es especial, no existe mi propia marca de disfunción. Mi ansiedad, demoledora y paralizante, es ordinaria, no tiene misterio, lo cual es una ventaja porque puedo educarme sobre ansiedad para desmitificarla y conocerle sus trucos.

La ansiedad está predeterminada: odiamos la incertidumbre, procuramos superarla, no podemos, solucionamos el día y la noche, se nos ampollan las manos de intentarlo, nos asegurarnos de que salga el sol, buscamos reaseguramiento, que todo marche bien, le tenemos miedo al miedo, pero haciéndolo enconamos aún más las espinas. Evitación, ataques de pánico, preocupación incesante, rumiación; en ocasiones, todo al tiempo, un verdadero maremoto. Otras veces, ocurre diluido bajo el radar consciente. No todo el mundo siente lo mismo, los síntomas predominantes varían, pero la mecánica es la misma.

La ansiedad es el sistema de detección de amenazas que se prende, una amígdala reactiva que desencadena la liberación de hormonas del estrés como adrenalina o cortisol en el torrente sanguíneo, generando sensaciones molestas. No más. La amígdala, parte del cerebro emocional, se prende fácilmente porque fue adaptativa para la supervivencia. Se necesitó de un cerebro rápido e hipervigilante que actuara sin intervención consciente porque el humano primitivo enfrentaba peligros reales que requerían de respuestas de lucha, huida e inmovilización. La ansiedad es parte normal del funcionamiento humano: nos permite planear para el futuro, enfrentar posibles amenazas e, incluso, como menciona Joshua Fletcher, la ansiedad es responsable de convertirnos en los superdepredadores que somos, siempre con el ojo puesto en lo que podría saltar del arbusto. No fuimos la cena de otros tiempos; fantástico, gracias, ansiedad. Ahora bien, cuando esta emoción se desorganiza, cuando se vuelve un túnel angosto sin salida porque se queda pegada la alarma, es una fiera de otra especie.

Un sistema nervioso saludable fluctúa adecuadamente entre el sistema nervioso parasimpático, calmante y encargado de la digestión y la reparación, y el simpático, activador y responsable de la respuesta de lucha y huida ante posibles amenazas. Ahora sé que en el 2023 estuve con mi sistema nervioso simpático sobreactivado, razón por la cual me sentía eléctrica, exaltada, urgida y esperando que algo malo ocurriera.

En los términos aprendidos durante mi certificación en el manejo informado del trauma que terminé a inicios de ese mismo año, mi recuperación involucraría ampliar mi ventana de tolerancia; es decir, mi capacidad de manejar emociones dentro de un rango que permite la autorregulación. Al estar fuera de la "ventana de tolerancia", un concepto acuñado por el psiquiatra Daniel Siegel, podemos subir a una hiperactivación del sistema nervioso simpático, caracterizado por una energía exaltada, ansiosa, abrumada, o a una hipoactivación del sistema nervioso parasimpático, caracterizada por el colapso de la energía, la desconexión, el aletargamiento, la depresión. Ampliar la ventana de tolerancia nos permite responder a las emociones adecuadamente.

Ahora bien, lo interesante y lo que no me habían contado es que la amígdala puede entrenarse a través de las memorias y de la experiencia. Esto significa que no tendremos que ser nudos ansiosos para siempre. La conducta que se elige consolida memorias positivas sobre uno mismo y sus habilidades para sobrellevar las dificultades, creando una nueva experiencia de seguridad. A la amígdala reactiva no le puedes hablar bonito para que se calme (lo siento, pero ni los mantras ni el razonamiento positivo harán el truco). No puedes explicarle por qué estás a salvo mientras lavas los platos o que, seguramente, nada malo va a pasar si vas a al supermercado por leche. Sin embargo, para mí los mantras tuvieron su lugar acompañando la conducta, lo cual significó decirme "Estoy contigo, te apoyo incondicionalmente" mientras hacía las cosas que no quería hacer para calmar mi sistema.

La conducta es primordial: para demostrarle a la amígdala que estamos a salvo, que los riesgos percibidos no son peligrosos, debemos hacerlo desde la experiencia. Los riesgos percibidos pueden incluir situaciones como tener que dar una presentación importante en el trabajo, lidiar con un vecino ruidoso o estar en medio de una discusión con la pareja. En cambio, los riesgos reales para la integridad física son aquellos que representan un peligro inmediato: un camión que viene directo hacia ti o tener una serpiente venosa cerca.

El proceso de demostrarle a la amígdala que estamos a salvo será tan corto o largo dependiendo de la situación de cada cual, y de nuestra persistencia para que el cerebro genere nuevos caminos neuronales mediante la repetición. Esta nueva experiencia de seguridad cobrará vida de la forma que menos queremos: *con exposición deliberada al miedo.*

Lo siento, habrá incomodidad, será un viaje de turbulencias, así que olvidemos los suplementos mágicos o los tres *tips* rápidos para regular el sistema nervioso. El proceso también puede requerir el acompañamiento de un terapeuta o *coach* que sepa sobre desórdenes de la ansiedad, porque hacer lo que nuestra biología no quiere que hagamos se siente como quitarse la piel voluntariamente.

La ansiedad amplifica los riesgos percibidos mientras minimiza nuestra sensación de que podremos manejarlos. Calmarla requiere demostrarnos que sí podemos manejar lo que venga. Por ejemplo, el sujeto con ataques de pánico tendrá que permitir las sensaciones del pánico, educarse para saber que estas sensaciones no son peligrosas, pero sí muy incómodas; los de la ansiedad generalizada tendrán que manejar sus pensamientos intrusivos, dejándolos quietos, sin intentar solucionar cada uno de ellos, sin rumiar, sin engancharse con la preocupación.

Mi exposición al miedo implicó relacionarme de una nueva manera con mi mente: sin fusionarme con los pensamientos, sin enredarme en ellos como un pretzel, incluso cuando gritaban con urgencia que había algo importante por resolver. Al final, mi exposición consistió en no solucionar nada. Mi exposición fue aprender a relacionarme con los síntomas de ese reflujo (que no era reflujo) porque, aun calmada, estos persistían, y entendí que si mi atención se iba exclusivamente ahí, si paralizaba mi vida, mi cerebro seguiría cimentando una experiencia de "alarma" frente a estas sensaciones.

Desafortunadamente, los ansiosos incurrimos en *conductas de seguridad* que hacen la vida menos "riesgosa" eliminando cualquier fuente que pueda disparar el miedo. Nuestro primer impulso es querer buscar la calma, sentirnos mejor, pero el psicólogo estadounidense Steven C. Hayes lo explica perfectamente: *no debemos buscar sentirnos mejor, sino ser mejores sintiendo.* Ser mejores permitiendo las sensaciones, tolerando el malestar y la urgencia, fomentado la curiosidad sobre lo que ocurre, una actitud que la terapeuta Sally M. Winston llama: *tolerar intencionadamente (willful tolerance).*

Ser mejores sintiendo de manera que no tengamos que reaccionar automáticamente y no procuremos "salvarnos", como si no pudiéramos sostener lo incómodo. *Ser mejores sintiendo* para elegir la conducta sin evadir o pelearnos con la realidad de lo que ocurre. Me pareció estupendo aprender que incluso usamos la búsqueda de la calma como una forma de evasión. Podemos ser personas autoproclamadas espirituales que meditan con el propósito de sentirse mejor rápidamente y evadirse. Cuando se practica la espiritualidad con la intención de negar el malestar, de esconderse tras la idea de estar en calma, se perpetúa la ansiedad.

Ya hablaré de la calma, porque la calma verdadera tiene un lugar muy bien ganado en estos procesos; se convierte en lo que siempre quisimos, en la quietud que anhelábamos mientras corríamos de un lado a otro en medio de nuestra ansiedad. Sin embargo, aprendí a ser escéptica de mis tácticas para evadirme, para "solucionarme", incluso cuando vienen con una etiqueta de calma. En los momentos de alta ansiedad con mis síntomas, incurría en el monitoreo constante de las sensaciones corporales, y me preguntaba: "¿Empeoró? ¿Mejoró? Si mejoró, ¿que hice para que mejorara?". Hacía eso mil veces. Después aprendí que este monitoreo tiene un nombre: compulsión interna. Meditaba y hacía respiración diafragmática para calmarme, pero en semejante jaleo emocional por supuesto no me servía ninguna de las dos. Las usaba en mi contra para buscar la calma que no es calma sino evitación.

Es paradójico, pero actuar contraintuitivamente, relacionarnos con el mundo, salir, conectar con la gente, enfocarnos en algo alineado con nuestros valores, nos ayuda a fomentar la calma. Tendremos que hacerlo con miedo, temblando, sin estar listos para dar el primer paso. En el pódcast de Fletcher y Linsalata hay una sección bella que se llama "Lo hice de todos modos", en la que los oyentes mandan *clips* narrando lo que se atrevieron a hacer a pesar del malestar de sus síntomas, de su ansiedad. La gente dice cosas como: "Logré coger el carro y llevar a mis hijos al colegio, algo muy importante para mí. No había podido hacerlo porque mi ansiedad era incapacitante y me daba miedo manejar o salir de la casa" o "Logré montarme a un avión e irme de vacaciones con mi familia, algo que estaba postergando porque tengo fobia a los aviones". Me conmueven las historias de aquellos que logran tanto con pequeñas victorias que a simple vista no son nada, pero en realidad son todo.

Necesitamos exponernos poco a poco e involucrarnos con la vida, con el mundo. No habrá respiración o meditación que nos calme si nuestra actitud es de miedo a la vida porque esto refuerza la percepción de peligro. Como dice Linsalata: no importa el tema o el contenido de la ansiedad —si tememos salir de casa, manejar un carro o la interacción social—, importa qué hacemos con esos miedos cuando aparecen, porque ahí es donde surge la oportunidad de recuperarnos. Cómo respondemos es lo que cuenta.

Los agorafóbicos sentirán ansiedad de salir de casa; los de la ansiedad social querrán no ir a eventos sociales; los de la ansiedad por la salud revisarán sus síntomas hasta el cansancio, buscando la certeza que jamás encuentran; los de la ansiedad generalizada comúnmente se embotellarán en sus formas de pensar. Independientemente de la forma, lo que importa es la conducta que elegimos frente al miedo y la actitud con la que nos relacionamos con él. Al final de cuentas, esto decidirá si se alcanza la recuperación o no. La ansiedad toma múltiples formas; es como una medusa con mil serpientes, da la impresión de que los miedos son muchos. *Pero al final, son un solo miedo,* dice Drew.

Y tiene razón. La mejor explicación sobre este tema la encontré con una amiga inglesa que hice ese año en el que me uní a un grupo de apoyo para gente con insomnio. En este grupo nos enviamos muchos recursos valiosos por WhatsApp. Compartíamos canciones, cómo nos sentíamos, si queríamos "tirar la toalla". Pero también nos daba mucha risa porque andábamos agotadas, y la risa a veces sale en los momentos menos esperados. Entre las muchas cosas compartidas, ella me mandó un texto sobre la ansiedad, y un fragmento decía esto:

¿Culebra? Peligro. Corre.

¿Es una cuerda? Inofensivo. Deja de correr.

¿Pensamiento inmoral? Lo que sea. No puedo controlarlo.

¿Memoria? Dolorosa. No le tengas miedo.

¿Perfeccionismo? Imposible. Suelto, hago lo mejor que puedo.

¿Un pasado doloroso? Duele. Aprendí buenas lecciones, procuraré hacerlo diferente.

La pregunta representa una amenaza (real o percibida) para cualquier persona, con ansiedad o no. Lo siguiente en cada oración, es la racionalización apropiada de la corteza prefrontal, la parte en nuestro cerebro que es capaz de ralentizar, pausar y contextualizar para salir de la conducta automática. La última parte de cada frase está alineada con la explicación de la corteza prefrontal, disipando el miedo y la alarma.

El ansioso se atora en la pregunta. Reacciona desde ese momento, no tolera el gatillo: evade, intenta solucionar, busca certeza, rumia porque asume que existe un peligro. Ahí es que la ansiedad se desorganiza. Es el miedo al miedo. Miedo al pensamiento intrusivo, miedo a las sensaciones de la ansiedad, miedo a las memorias, miedo al malestar que se genera.

La educación en salud mental es importante. Si durante mi adolescencia alguien hubiera detectado mis tendencias ansiosas, me hubiera explicado qué pasaba, si me hubiera animado a sostener el malestar sin creerlo peligroso, a descartar los bucles de preocupación y a observar mis pensamientos sin irme detrás de ellos, mi ansiedad nunca hubiera ascendido a un diagnóstico. Sabría que es posible desarrollar consciencia suficiente para identificar cuándo está aumentando el estrés y manejarlo cuando aún es incipiente, de manera que la carga alostática (carga de estrés) no lo rebase.

La ansiedad es una emoción funcional que no debe patologizarse. Se convierte en un desorden cuando interpretamos las sensaciones o pensamientos ansiosos como peligrosos, y buscamos certidumbre o seguridad a través de conductas y actitudes que enredan la vida.

Si me hubieran explicado que los *comportamientos de seguridad* (aquellas estrategias a las que acudimos para regularnos y que alivian a corto plazo) son precisamente lo que afianza la disfunción, empeorando los síntomas, hundiendo más profundo la espina de la ansiedad, jamás hubiera vivido la miseria de sentirme expuesta como un nervio al aire por tanto tiempo.

Lo experimenté con ese reflujo que no era reflujo. Busqué tanta información al respecto en internet; examiné tanto mi cuerpo para monitorear si mis síntomas empeoraban o mejoraban; evité tanto el pan y otras comidas amadas; me hice tantos exámenes; los repetí tantas veces para estar "segura", que mi ansiedad terminó por aprisionarme en una melaza que empañó el buen criterio.

Una noche me leí completo el libro *Needing to Know for Sure*, de Sally M. Winston y Martin N. Seif. Los autores hablan de la compulsión por buscar certezas e incurrir en conductas para encontrarlas. Nuestra vida, dicen, está llena de incertidumbres que toleramos. Tenemos dudas sobre lo que ocurrirá, pero nos permitimos no saber. Sin embargo, cuando la ansiedad se desordena surge la duda obsesiva que interroga y no da descanso. Un ejemplo de una duda normal sería: "No sé si mi hija de diez años estudiará en la universidad cuando crezca". No lo sabemos y toleramos no saberlo. Una duda obsesiva sería: "No sé si mi hija estudiará en la universidad. Y si no lo hace, ¿qué hará con su vida? ¿Y si no puede conseguir un trabajo? ¿Y si su vida se arruina porque no tiene ingresos?". El problema no es la incertidumbre; el problema es no poder tolerar la duda. Exacerbamos la ansiedad cuando intentamos aliviar el malestar que genera la duda con conductas automáticas: más preocupación, rumiación, lanzarnos a resolver o gerenciar la vida.

Leyendo a Winston y a Seif, me vi a mí misma buscando frenéticamente en Google, durante meses, las soluciones a mi problema del ácido. Solo conseguí mostrarle a mi amígdala que había un peligro por resolver (además de acumular tarros de suplementos que no sirvieron para nada). Leyendo a Winston y a Seif comprendí mi pobre mente. O pobre yo, que nunca entendí.

Certeza es lo que he buscado todos estos años de no confiar en la vida.

Escribir para sanar...

1. ¿Para ti qué significa la incertidumbre? ¿Intentas buscar certezas donde no las hay? ¿De qué manera?

2. Cuando enfrentas momentos de incertidumbre, ¿qué tipo de cosas haces?

3. Hay muchas cosas en tu vida que no controlas, y esta es una realidad que aceptas. ¿Qué tipo de incertidumbre toleras sin problema? ¿Cómo se siente aceptar con tranquilidad la incertidumbre?

4. Escribe sobre una ocasión en la que no saber fue maravilloso. Por ejemplo, cuando empezaste un nuevo trabajo y estabas nerviosa, y resultó mucho mejor de lo que esperabas...

5. ¿Cómo podrías entablar una relación tranquila con la incertidumbre?

Insomnio y desórdenes alimenticios: permitir el malestar

Ese año, que tal vez fue mi mejor año, pasé por la peor crisis de insomnio de mi vida. Hablo de esto porque sé que muchísima gente lucha con su noche (10 % a 30 % de la población mundial, según el *Instituto Nacional de la Salud* de Estados Unidos[18]), y tengo algo para ofrecer. El insomnio crónico es distinto a no dormir bien una o varias noches por causas puntuales —como tener un hijo, enfrentar un problema en el trabajo o tener gripa—. Si conoces el insomnio crónico, de entrada te digo: *qué valiente eres, te aprecio.* Lo digo para que sepas que no estás sola, aun cuando son las tres de la mañana, estás despierta, la noche ha sido larga, todos duermen y pareciera que sí lo estás. Si no conoces el insomnio crónico, este tema puede interesarte como ejercicio para superar dolencias causadas por una mente que nos domina, que prende nuestras alarmas y genera una necesidad por controlar; eso, puedo asegurar, lo conoces de alguna manera.

18   Morin, Charles M.; Vallières, Annie; Ivers, Hans. *Dysfunctional Beliefs and Attitudes About Sleep (DBAS): Validation of a Brief Version (DBAS-16),* 2007. https://pubmed.ncbi.nlm.nih.gov/18041487/

Logré comprender algo real sobre el insomnio cuando mi desesperación me animó a escribir la palabra *insomnio* en el buscador de Spotify. Nunca había querido investigar sobre el tema porque evitaba incluso nombrarlo (como en *Harry Potter*, que no se menciona a Voldemort, o como no se habla de la muerte porque nombrarla es invitarla). En todo caso, apareció un pódcast de una mujer que narraba su historia con el insomnio. Tenía las mismas creencias que yo sobre el tema; quedé atónita. Ambas creíamos que nuestro insomnio era distinto, misterioso, especial, más grave que el común. Ese día me reí, también lloré, me alivié porque supe que había algo para aprender, en lugar de recurrir a suplementos, tés, aceites o recetas fáciles que prometen curarlo. Después del primer pódcast, escuché numerosos testimonios de personas con insomnio crónico, y en todos estaba yo: veía reflejada mi conducta, mi manera de relacionarme con el cansancio, con el miedo, con el miedo al miedo de no dormir.

Si tienes insomnio crónico y ya tienes cubierto lo básico de la higiene del sueño (no te obsesiones con tener las condiciones perfectas, la higiene del sueño es útil pero no es la respuesta), te digo lo siguiente: *edúcate para ver el insomnio por lo que realmente es.* El sueño no se quiebra, no se pierde: está inscrito en nuestro sistema como lo está el hambre. Así como las aves saben cuándo migrar y un cardumen de peces nada en sincronía, los humanos sabemos dormir. Sin embargo, en un estado crónico de alerta, el sistema nervioso simpático funciona como freno para el impulso natural del sueño *(sleep drive)*. Este estado se sostiene, como expliqué anteriormente, con *comportamientos de seguridad,* que refuerzan el estado de alarma. Con comportamientos como quedarnos más tiempo en la cama y forzarnos a dormir, cancelar planes, obsesionarnos con encontrar una solución mediante suplementos o dispositivos, procurar controlar el entorno para crear las condiciones perfectas para inducir el sueño.

En el caso del insomnio, estas conductas de seguridad se llaman "esfuerzos para dormir" *(sleep efforts)* y sostienen la condición crónica. Según Martin Reed, *coach* certificado en salud clínica del sueño, hay tres mecanismos que regulan el sueño: el ciclo circadiano, el impulso natural del sueño y el sistema nervioso. También se pueden distinguir tres tipos de factores que influyen en el insomnio: la predisposición (si somos proclives a la ansiedad, por ejemplo), los factores desencadenantes (síntomas físicos, menopausia, embarazo, divorcio, migración, duelo) y los factores perpetuadores (*comportamientos de seguridad*).

Los factores desencadenantes no implican el desarrollo del insomnio crónico, porque esta condición se caracteriza por un miedo al desvelo y a las sensaciones molestas que genera el cansancio. De hecho, este miedo es una de las grandes causas de este tipo de insomnio. Para enseñarle a la amígdala que no estamos en peligro y que podemos manejar la situación, será necesario, como en otros casos de ansiedad desordenada, exponernos a eso que tememos.

La *Escala de actitudes y creencias disfuncionales acerca del dormir* (DBAS por sus siglas en inglés) se utiliza en terapias cognitivas y conductuales para identificar pensamientos y comportamientos que perpetúan el insomnio. Entre las creencias que evalúa están: "Requiero de ocho horas diarias de sueño para funcionar al siguiente día", "Si me siento deprimido, ansioso, irritable se debe a que pasé mala noche", "Si paso mala noche, tengo que reparar el descanso con siestas o dormir más la siguiente noche", "Dormir mal una noche impactará negativamente mi rutina de sueño en noches posteriores". Es increíble, pero algunas de estas creencias y actitudes son reforzadas por la enorme industria del bienestar, con sus suplementos y dispositivos de monitoreo del sueño (sé que hay personas a las que les funcionan, pero si tienes insomnio, no te pongas ningún aparato para medir la calidad del sueño), con su desinformación y sus formas hábiles de presentar "soluciones" que al final terminan siendo más *comportamientos de seguridad.*

Así que habrá que permitir el malestar, el agotamiento, las sensaciones corporales incómodas y normales que aparecen cuando dormimos poco. Debemos mostrarnos que este malestar no es peligroso, que es temporal y podemos navegarlo. El terapeuta inglés Joshua Fletcher ofrece un bello recurso al preguntar: *"¿Qué haría mi versión no ansiosa?"*.

Ahora, cuando tengo una mala noche, pienso qué haría Camilo, mi esposo, que duerme como si tuviera un botón de apagado, pero a veces, como todos los humanos, tiene malas noches. Cuando eso le pasa, nunca se queja, no le cuenta a todos que pasó mala noche. Simplemente, hace su día como de costumbre. Si está muy cansado, se la toma suave, pero jamás cancela un compromiso, jamás deja que eso arruine su día o su ánimo, jamás cree que haya algo que deba solucionar. Para él, no hay señales de que exista un peligro. Yo procuro hacer lo mismo: lo imito incluso cuando se asoma la ansiedad, cuando aparece el impulso de solucionar, de quedarme en casa, de cancelar planes. Entre más hago lo que Camilo haría, más se apagan mis alarmas alrededor del sueño y duermo mejor.

De esta manera se va consolidando mi confianza. Sé que puedo dormir, como lo hace Camilo, como lo hacen los demás. *Me doy el crédito*, otro concepto importante en la recuperación de los desórdenes de la ansiedad. Sé que puedo dormir por mi cuenta: no dormí gracias a la pastilla para dormir o por cuenta del suplemento carísimo que promete dormir como bebé (la persona que inició este mito no conoce bebés). Cuando nos vemos avanzar, enfrentar algo que nos asusta, cuando vemos que sí podemos, es importante darnos el crédito, decirnos: "Lo hiciste, lo enfrentaste con tus recursos y salió bien. Te felicito". Apagar la alarma significa que le demostramos a nuestra amígdala que no hay peligro real y que tenemos recursos para manejar las situaciones. Así que, no canceles planes sociales que te importan, ve al cumpleaños de tu amiga, pasa rico, no evites tareas importantes, hazlas cansada, no te quedes en casa tratando de dormir, pensando cómo será la noche.

Vive tu cansancio, permítelo. No te tiene que gustar, pero no lo niegues. Permite esta experiencia humana normal, y demuéstrate que puedes hacer tu vida incluso si estás cansado (a todos los insomniacos les recomiendo el canal del doctor Daniel Erichsen en YouTube). Y si llega la noche y no puedes dormir, *amístate con el desvelo,* un concepto de Erichsen que es difícil de aplicar porque no dormir es jartísimo. Ofrécete infinita autocompasión y paciencia. Si no puedes dormir, procúrate actividades nocturnas que sean lo más agradables posibles (leer, ver alguna serie, escuchar un pódcast) aun cuando lo que más quieras sea forzarte a dormir. No te fuerces a dormir, el sueño no se controla. Suena paradójico, pero la idea de *amistarse con el desvelo* es ir apagando las alarmas de nuestro sistema nervioso, enviándonos mensajes de seguridad que permitan que, de manera natural, nuestro impulso de sueño (*sleep drive*) retome su curso.

Comparto esta información porque funciona, tiene evidencia y es una mejor alternativa que obsesionarnos con la calidad del sueño. Es más efectiva que cambiar de colchón diez veces, untarnos aceite de lavanda, procurarnos las condiciones perfectas, creer que no dormir las ocho horas mandatorias es el fin del mundo, obligar a toda la familia a dormirse temprano para que no hagan ruido. En resumen: es más efectiva que intentar controlar la noche como si pudiéramos hacerlo. El sueño nos ocurre. Al sueño lo permitimos. Intenta por este lado si ya lo has probado todo, si estás agotado, si ya ni sabes qué más inventar o comprar. Verás cómo duermes como si la cosa no fuera contigo, porque así es: dormir y comer se diseñaron para ser libres, no dominados.

* * *

Hay similitudes en la manera en que se desenreda el nudo de la ansiedad, el insomnio y las luchas con la comida. En los tres casos se requiere de una exposición cuidadosa y deliberada a eso que tememos, a lo que le huimos o intentamos controlar. Así reescribimos la creencia de que somos incapaces o indefensos.

Como lo mencioné antes, es recurrente que exista una comorbilidad entre desórdenes de la conducta alimentaria y de la ansiedad. En el desorden alimenticio hay un miedo frecuente de raíz: miedo a la comida porque no queremos engordar. Este miedo nos arrastra, e induce los *comportamientos de seguridad* que nos vuelven la vida cuadritos. Al comer menos de lo que necesitamos comer se prende la alarma de la hambruna; al crear categorías estresantes de "alimentos prohibidos" se prende la alarma en la amígdala que percibe una amenaza alrededor de la comida.

En mis sesiones con consultantes observamos este miedo, lo legitimamos, lo sostenemos, pero no permitimos que domine la conducta. Engordar carga múltiples significados en esta cultura: no cuidarse, no quererse, no merecer, no ser deseada. No diré que esto es fácil de manejar; sin embargo, podemos engordar y tolerarlo, saber manejar este proceso, tener claro que estamos reencontrando nuestro *set point,* nuestro peso natural, aquel que tal vez no quisimos aceptar cuando la cultura dijo que teníamos que ser delgadas a toda costa.

Sé que el proceso de exposición a las cosas que nos dan miedo es desafiante: abandonar las reglas, las dietas, las compensaciones que simulan control, y comer lo suficiente, ganar peso, cambiar nuestra ropa ajustada por ropas que se acomoden a nuestro cuerpo, mirarnos en el espejo, realmente mirar. Es una terapia de exposición. Si permiten el proceso, si *toleran intencionadamente* prestando atención al progreso, a las nuevas libertades, a una inexplorada tranquilidad frente a la comida, verán que la alarma va apagándose. Serán mujeres nuevas porque saben que lo pueden manejar. El coraje sostenido desembocará en recursos internos que no las abandonarán nunca.

Pero necesitamos *tolerar intencionadamente*; de lo contrario, seguiremos operando según la creencia de que no podemos enfrentar la amenaza de engordar, de no saber comer, y de ahí se desprende la realidad. No es fácil porque no confiamos verdaderamente, necesitamos intermediarios que socorran, del gurú que nos dice qué hacer porque se nos perdió la propia brújula. Incluso, la comida nos salva cuando el experto semidiós habla de *ser lo que comemos* y nadie quiere ser el aceite hidrogenado que nos manda para la tumba.

Nos da tremenda ansiedad escuchar un concepto como el *permiso incondicional para comer*. ¿Quién podría asegurar que vamos a poder parar de comer? Sinceramente, el problema es que no confiamos en nosotros mismos, no sabemos que sabremos manejar la situación. Sin embargo, la recuperación requiere que recurramos a nuestra información interna para saber cómo comer. De lo contrario, seguiremos fomentando la búsqueda externa: las calorías, las reglas, las instrucciones, las dietas.

El problema es que no creemos que lo podemos manejar, pero sí podemos y hemos podido en cada circunstancia que se presenta. *Démonos el crédito por el camino recorrido, por cada paso, por el precioso coraje.* No soy fanática de los *slogans* de superación personal, pero me gusta ese que dice que *el coraje es miedo caminando.* Porque así es, se da un paso, luego otro, hasta que los pasos se acumulan; no se suman, sino que se vuelven otra cosa, se alquimizan, se tornan tesoros insondables.

Seamos conscientes de cómo hemos pasado días tan difíciles y hemos sobrevivido al 100 % de estos días; y de cómo somos capaces de tanto (a veces, tanto significa levantarse, hacer el desayuno para tu hijo aunque te tiemblen las piernas y no sabes qué hacer contigo misma). Meses después del clímax de mi crisis, en un correo que recibí de Sula Windgassen lo entendí: las crisis más difíciles tienen etapas e, inicialmente, sobrevivir es lo requerido. Después vendrán otras fases de apreciación y crecimiento postraumático, pero jamás cuando estamos en la cruda etapa inicial de la mera supervivencia. En esta etapa difícil no hay claridad sobre un diagnóstico y cómo manejar lo que ocurre. Mi supervivencia duró muchos meses y ahora, en retrospectiva, siento mucha compasión y orgullo por haber sobrevivido. Siempre estuve caminando con coraje, aun cuando el miedo era tan dominante.

Insisto: podemos superar las fases más duras para poder llegar eventualmente a otro lugar. Nuestra mente es velcro para lo negativo mientras pasamos por alto lo positivo; lo minimizamos, apenas si lo vemos (esto se llama *sesgo de negatividad*). Por eso, cada vez que una mujer me dice que se siente más tranquila con la comida, lo celebramos. Si compró galletas y las olvidó en la despensa, pero antes las devoraba en una sentada, lo celebramos. Tomamos nota del progreso, registramos las victorias, nada es pequeño, el coraje siempre se celebra.

Escribir para sanar...

1. ¿Qué evidencia tienes de que has podido manejar los momentos más difíciles de tu vida?

2. Vamos a registrar las victorias de esta semana. Cada día, anota cuáles han sido las victorias que has tenido, por pequeñas que parezcan. Luego, quédate un rato sintiendo el mérito de cada una de ellas.

3. La curiosidad nos permite abordar las situaciones difíciles con apertura, con disposición para explorar y aprender. De hecho, hay evidencia de que la curiosidad nos ayuda a regular nuestras emociones y a fortalecer nuestra resiliencia emocional. Para fomentar la curiosidad puedes hacerte preguntas que indaguen más profundamente en tu experiencia, en lugar de decir

cosas como "Yo soy así" o "Esto que me pasó es malo". Intenta abrirte a más posibilidades, con preguntas como: ¿Qué estoy sintiendo?, ¿qué me quiere mostrar esta emoción?, ¿cómo quisiera responder ante esta situación?

La mente es un lugar seguro

De pronto, el 2023 sí fue mi año, finalmente, aprendí lo imprescindible: no soy mi mente. Conocía el concepto de "no eres tu mente", pues había leído a Eckhart Tolle. Sin embargo, lo asimilé realmente cuando mi ansiedad se abrió camino con síntomas físicos inhabilitantes, desbaratando mi realidad. El primer recurso que encontré fue la Terapia de Aceptación y Compromiso, creada por Steven C. Hayes, quien sufrió de un desorden del pánico cuando era un joven psicólogo que estaba iniciando su carrera.

Hayes cuenta que procuró mantener a raya su pánico por años, y cada vez lo sentía con más frecuencia e intensidad. En un momento crítico de desesperación, desde los portales que se abren temporalmente cuando tocamos fondo, brotaron estas palabras: "No sé quién eres. Sé que puedes hacerme daño, pero nunca podrás negar el derecho que tengo a vivir mi experiencia".

Vale la pena escuchar a Hayes contar esta historia en su *TEDx Talk*. Me conmovió su lucha porque la entendí. Sé que pelear contra la ansiedad es una guerra que desgarra.

La Terapia de Aceptación y Compromiso propone abandonar la lucha contra de las emociones incómodas, promoviendo la flexibilidad psicológica del individuo a través de seis virajes fundamentales. El primero es la aceptación, el segundo, la *defusión cognitiva.*

La *defusión cognitiva* hace referencia a la capacidad de no engancharnos con nuestros pensamientos. Tenemos unos sesenta mil pensamientos diarios; la mayoría es material reciclado, nada original o que valga la pena. La mente produce pensamientos como el estómago produce jugos gástricos. El poder reside en saber cómo relacionarse con ellos, decidir si queremos prestarles atención, darles credibilidad o descartarlos.

Pensaba que los pensamientos importaban mucho, que si uno de ellos me inquietaba era por una razón válida. En consecuencia, gastaba mucha energía gerenciando mis pensamientos, asegurándome de apaciguarlos o resolverlos, dejándome atrapar por un pulpo de brazos infinitos. Esto ocurría en total transparencia; es decir, no sabía que estaba ocurriendo, porque nadie me dijo que había otras alternativas. La *defusión cognitiva* te enseña a observar los pensamientos, a verlos como lo que son: neuronas comunicándose entre ellas a través de señales eléctricas y químicas. No siempre dicen algo que sea válido, útil o interesante.

Si te fusionas con tus pensamientos, te gobierna un clan enloquecedor: habrá una voz crítica, un personaje cruel, otros personajes serán asustadizos o controladores y querrán meter al mundo en una caja. Estos personajes quieren protegerte, procuran que las situaciones que te dolieron en el pasado no se repitan. Por eso, te empujan, te gritan y te avergüenzan: quieren alejarte del dolor, que lo evites. Pero así no funciona.

De pronto el 2023 sí fue mi año porque me cansé de sufrir por cuenta de mis pensamientos. Tal vez fue mi año porque me separé de mis personajes; sobre todo, de ese personaje obsesivo que se asusta fácilmente, que cree que todo puede salir mal, que cree que puede salvarme si sigo el pensamiento catastrófico hasta el final, si le doy mil vueltas, si lo resuelvo, si lo tengo bajo control.

Por eso, me gustó tanto aprender sobre el trastorno obsesivo compulsivo. Aprendí por primera vez que el contenido de los pensamientos intrusivos es irrelevante; no es nada, diga lo que diga. Hice el experimento, testeé la premisa y, efectivamente, nada pasa si abandono pensamientos, incluso los que no me gustan, los que incitan la urgencia por solucionar. Observando el fenómeno se rompió un conjuro; de repente, vi la locura. Los pensamientos aparecen y aparecerán como quieren, cuando quieren; opto por dejar de controlarlos, mejorarlos o callarlos. Permito incondicionalmente todos mis pensamientos, puesto que estos van a aparecer, quiéralo o no.

De hecho, le puse un nombre a mi mente con sus pensamientos intrusivos y catastróficos: la llamé Marta. Cuando

Marta aparecía con un pensamiento como "Vas a estar así de mal para siempre", le decía: "Marta, muéstrame lo que quieras mostrarme, estoy acá para escuchar". Curiosamente, me calmaba, iba menguando el estado de alarma.

Esta es una práctica que propone la Terapia de Aceptación y Compromiso para desprendernos del agarre de los pensamientos. También propone agradecer esos pensamientos intrusivos, no declararles la guerra o burlarse de ellos. La actitud es permitirlo todo, lo cual paradójicamente vuelve los pensamientos menos envolventes; se van por su cuenta, te abandonan porque ya fueron reconocidos. "Gracias, Marta, por mostrarme eso, ya lo vi", y así, algo adentro, una parte herida, se siente escuchada y deja de gritar.

Cuando lo practicas y, poco a poco, ves que funciona, que te sientes más ligera, que habitas en tu cuerpo y menos en tu cabeza, comprendes que la mente es bella. Es tan maravillosa que no tienes que doblegarla o temerle, simplemente te entregas, *permites*. Así, observas lo que aparece, le das la bienvenida; no hay productos de tu mente que debas desterrar o evitar.

A mí, este proceso me ha permitido abandonar el desgaste mental, aun cuando soy una persona que tiende a la preocupación (pensamiento en bucle hacia el futuro) y a la rumiación (pensamiento en bucle hacia el pasado). Pero ahora me observo entrando en estos procesos mentales, soy testigo de los engranajes que se mueven en cámara lenta frente a mí y no me atropellan como lo hacían antes.

Por años, asumí que preocuparse (o rumiar) no era opcional. No sabía que podía observar mi preocupación y elegir abandonarla, lo cual es un proceso de *metacognición* que caracteriza nuestra especie humana: pensamos sobre lo que pensamos. Pensé que preocuparme o rumiar eran procesos automáticos que me ayudaban a solucionar. Pero en realidad estos solo aparentan presentar soluciones, simulan el control de nuestras habilidades para resolver problemas. Por otro lado, los pensamientos en bucle generan cada vez más inquietudes, y esta agitación mental la interpreta nuestro cerebro como una amenaza a la que debemos prestarle atención ("De pronto, esta roncha en mi nalga es la picada de algún mosquito peligroso...") y entonces comienza a sobreanalizar. No podemos elegir qué pensamiento aparece, pero sí podemos elegir cómo nos relacionamos con él: son procesos diferentes (sobre lo primero no tenemos control, sobre lo segundo sí).

Ahora sé que los pensamientos nos ocurren, dicen lo que vengan a decir, cuando quieran decirlo. Aparecen pensamientos violentos, envidiosos, ridículos, catastróficos, curiosos, da lo mismo. Lo que aparece es legítimo y entre más poder les sustraigo, más los recibo, y más accedo a una realidad con sentido. Observo mis pensamientos y cómo asustan, cómo calman, cómo pintan una escena. *En la observación hay elección.* Encuentro sanidad mental cuando experimento la transparencia y vacuidad de mis pensamientos, que aparecen como nubes en el cielo.

"La preocupación es una malinterpretación inocente del uso de la mente", dice el escocés Sydney Banks, creador de un enfoque llamado Psicología de los Tres Principios. El uso de la palabra *inocencia* en su definición me fascinó, lo sentí verdadero: mi confusión ha sido inocente. Me acuerdo de la película *Intensamente 2*, cuando Riley, ya adolescente, conoce la ansiedad y experimenta un ataque de pánico. La forma como imagina escenarios catastróficos, como intenta prevenir futuros desastres, toda su reacción es inocente, surge de una necesidad legítima de pertenecer al mundo. La naturaleza de la mente es la transitoriedad: los pensamientos fluyen, aparecen y desaparecen en el éter, y su contenido no es particularmente cierto o relevante, a menos de que les prestemos atención. *Si hay algo que verdaderamente requiere de nuestra atención e intervención, lo sabremos manejar cuando se presente.* Así que practico no perseguir mis pensamientos, saber que no pueden obligarme a hacer nada que no quiera hacer. No dominaré mi mente y no quiero intentarlo. No tengo que mejorar mis pensamientos o hacerlos más positivos; debo permitirles expresarse y, en lo posible, dejarlos ir, porque no soy mis pensamientos y no necesariamente dicen algo verdadero o que valga la pena. No diré que ya aprendí a confiar, que soy una experta soltando mis pensamientos, pero lo intento. El otro día, por ejemplo, decidí no preocuparme por dejar una medicación que tiene la característica de generar dependencia. Elegí no preocuparme y no me preocupé, y se sintió como un paso hacia la confianza.

Ese día, estaba viendo una obra de teatro con mi hijo cuando llegó el pensamiento "¿Y si no puedo dejarla?". Y de repente, ya no estaba viendo la obra que, por cierto, estaba graciosísima. Entonces mi hijo me preguntó: "Mamá, ¿por qué no te ríes?", y así nomás me jaló de una dimensión a otra y no quise pensar más en eso. Tampoco quise preocuparme absolutamente nada por este tema porque ninguna cantidad de ansiedad me va a ayudar con lo que implica dejar este medicamento. Al siguiente día noté que aún no estaba preocupada. Todo estaba bien y lo único intolerable hubiera sido irme del presente a un futuro en el cual no podía dejar la medicación y todo colapsaba por alguna razón incomprensible.

Escribir para sanar...

1. ¿Cómo es la relación con tu mente? ¿Crees que tus pensamientos dictan la verdad? ¿Cómo se siente vivir con esa creencia?

2. ¿Te preocupa alguna situación del presente que puedas cambiar? Piensa cómo podrías abordarla, cómo podrías utilizar tus habilidades de resolución de problemas. Diseña un plan para pasar a la acción.

3. Si te preocupa una situación del futuro, escribe tres formas en las que ese asunto podría resultar en un escenario maravilloso.

Permitir la observación y la calma

Habrá lugar para la quietud, para la pausa, para permitir que nuestro sistema nervioso parasimpático ofrezca su maravillosa calma. Sin embargo, la calma verdadera ocurre cuando no estamos usándola para "salvarnos", buscando sentirnos mejor. Recuerda que cualquier práctica que en sí misma puede ser muy beneficiosa (como la meditación, la respiración consciente, la espiritualidad, el *mindfulness*) también puede usarse para evitar o negar lo que se siente. El primer paso para mí fue la psicoeducación sobre ansiedad. De ahí en adelante, poco a poco, fui accediendo a una práctica de *mindfulness* que cambió mi forma de vivir. Cuando no estaba urgida por salvarme a punta de respiración o lo que fuera, encontré prácticas que ralentizan mi experiencia en el mundo. La ansiedad nos acelera, nos hace sentir urgidos, siempre de afán. Ralentizar es una práctica que nos entrena para ampliar nuestra ventana de tolerancia. Es verdad: la principal misión de nuestro cerebro es la supervivencia, no la felicidad, y la cumple cabalmente. También es cierto que nuestro cerebro nunca termina de actualizarse y su plasticidad es nuestro tiquete de entrada.

Durante mi año de tremenda desregulación, mi amiga María Paula me insistió que pusiera mis pies descalzos sobre la tierra, una práctica que se llama *grounding*. Le hice caso a medias; pero sí encontré otra experiencia de enraizamiento: mi sistema nervioso descubrió el peso de mi cuerpo tendido en el piso. Encontré un suelo que reconforta, que sostiene. Ahora hago yoga en mi casa y termino en *shavasana*, la postura final, que es tenderse en el *mat* y permitir la quietud.

En el curso que tomé sobre manejo de trauma aprendí que nuestro sistema nervioso se regula a través de prácticas que nos llevan a una experiencia corporal de seguridad. Necesitamos ir más despacio, ser más conscientes, estar más presentes. Decidí hacer yoga, pero no como lo hacía antes, que llegaba a la clase queriendo terminar la práctica, siempre con afán. Practico yoga como hago mis caminatas, también como abordo mi comida o doblo la ropa recién lavada. Procuro ir despacio. Observo. Miro el cielo abierto, los árboles gigantes. Al parecer esto ayuda porque calma y abre el campo visual (la visión periférica tiende a bloquearse durante la ansiedad intensa).

Por cierto, una de las primeras prácticas propuestas por Sula Windgassen en el grupo de apoyo fue no hacer nada. Literalmente, nada. Simplemente sentarse y ser: sin metas, sin propósito, sin estímulos, sin pódcasts, sin música, sin leer. Es interesante cómo cuesta no hacer nada. Pero esta práctica también calma y activa la red cerebral de modo predeterminado (*Default Mode Network*) porque prestar atención sin juicio puede ayudar a regular emociones, mejorar el ánimo y fomentar la creatividad. Así que lo hago, voy construyendo un piso y un lugar para mí en el planeta Tierra. Escucho el viento meciendo los árboles, la manera en que los pájaros se bañan en el agua que se aposa en las canales y hacen llover sobre mi jardín. En la observación reside una nada que me alivia.

La respiración también ha sido una gran aliada; no para salvarme, sino para anclarme en el momento. Cuando quiero aquietarme, permito que mi exhalación sea más larga que la inhalación porque exhalar activa el sistema nervioso parasimpático. El día que operaron a mi hijo por una apendicitis y tuvimos algunas complicaciones con el primer hospital al que ingresó, recordé que debía "salpicar" mi día con prácticas calmantes que activaran mi sistema parasimpático. Esta idea de "salpicar" viene de Sula, que enseña sobre la activación del sistema simpático, activador del estrés, de la respuesta de huida y lucha, y cómo podemos deliberadamente pausar por ratos para respirar y anclarnos en el cuerpo, en el presente, de manera que el estrés no se acumule al punto de rebasarnos.

Si estamos lo suficientemente presentes en nuestro cuerpo, atentos a la situación en la que nos encontramos, podemos elegir tomarnos unos minutos para respirar profundo, para practicar *mindfulness* con las sensaciones corporales, con la información de los sentidos, de manera que la mente y sus tendencias a la preocupación no tomen el mando.

El otro día, mi amigo Esteban comentó que él se sentía como un personaje de esos que salen en la película *Truman Show* que son el relleno para que Truman sienta normalidad, aun cuando él es el centro de ese pequeño mundo manufacturado. Mi amigo sería el cartero o el policía o la mujer que le vende las flores. Para Esteban, eso es sanidad, no ser el centro de nada, estar tranquilo en lo suyo, sin ínfulas de nada especial. Me quedé pensando en eso, le encontré mucho sentido. Mis meses de recuperación han estado más vacíos que llenos, lo cual es novedoso para mí porque la ansiedad es activadora, me llena de preocupaciones inútiles, quiere que me salve de mil formas, no me da respiro.

La conducta es esencial; la mía fue aquietarme y soltar. Germán, mi estimado médico, me dijo: "Actúa como la tortuga de *Buscando a Nemo* que fluye con la corriente". Lo dijo porque no quería que saliera de su consulta a gerenciar mi tratamiento e intervenir en sus instrucciones. Enloquezco a mi esposo porque no sé seguir instrucciones, aunque he mejorado mucho. Por eso, empecé con el yoga y, también, a caminar por los senderos; hago todo más despacio. Le muestro a mi sistema nervioso que estoy segura. Confío.

En mi curso del trauma aprendí que estos son recursos de autorregulación y cada persona va descubriendo qué le sirve para calmar su amígdala que, por cierto, se reduce en tamaño al experimentar la calma repetidamente. Otros recursos para desactivar la hipervigilancia y una amígdala que está al rojo por presuntas alarmas son leer, escuchar música (una importante para mí), estirar, realizar el relajamiento progresivo de músculos, escribir, cantar, bailar. El recurso consiste en la conducta que genere una experiencia de seguridad de manera repetida.

En mis sesiones con las mujeres, en un punto también llegamos a la pausa. La practicamos una y otra vez. La comida ayuda: aprendemos a mirarla y olerla, nos entrenamos para sentir el hambre, la saciedad. *¿Qué sensaciones hay? ¿Qué dice mi cuerpo? ¿Estoy verdaderamente saciada?* La práctica de atención plena reconecta las fibras de vida.

Finalmente, ponemos las plantas de los pies en el suelo y el suelo nos sostiene.

Escribir para sanar...

1. Vamos a practicar ralentizar tu mundo, hacer las cosas más despacio y con más presencia. Puedes elegir una actividad cotidiana, como comer tu

desayuno, lavar los platos o caminar hacia la tienda. Vas a conectar con las sensaciones de tu cuerpo: ¿Qué pasa en él? ¿Cómo se siente tu respiración?

2. ¿Qué está presente en tu experiencia justo ahora si te detienes a sentir sin necesidad de cambiar nada?

3. ¿Puedes notar tus pensamientos sin fusionarte con ellos? ¿Qué ocurre si los observas como nubes que cruzan el cielo?

4. ¿Qué sensaciones aparecen cuando dejas de resistir lo que estás sintiendo en este momento?

5. Si no necesitaras resolver lo que sientes, ¿podrías simplemente acompañarte a transitarlo?

Permitir conexión,
el deseo de la ansiedad social

La teoría del apego explica cómo las relaciones tempranas entre un niño y sus padres/madres/cuidadores influyen en su desarrollo emocional, social y psicológico a lo largo de su vida. Los cuidadores son un espejo que refleja el mundo interno del pequeño; son cuerpos en sintonía, en intimidad. En el apego seguro, los adultos responden adecuadamente a las necesidades de los niños, permitiéndoles fabricar mapas coherentes acerca de sí mismos y del otro. Dentro de esta teoría, existen también los apegos ambivalentes, evitativos y desorganizados, cada uno con sus características específicas.

Hace años leí el libro *Tormenta cerebral*, del psiquiatra Daniel J. Siegel. En él, encontré fragmentos de mi experiencia, pero principalmente, una descripción sobre esa típica sensación desde el apego evitativo de vivir a cierta distancia de todo. Leyendo a Siegel, lloré de tristeza y alivio. Otros humanos han vivido lo que he vivido; sentí que no estaba sola, que no es cosa menor.

En el apego evitativo se recuerda poco de la infancia, lo cual describe mi experiencia: no me acuerdo de casi nada. Llegan imágenes opacas de una casa grande. Mi cuarto era oscuro y frío, nada aterrador, simplemente entraba poca luz y estaba clavado en la montaña. Recuerdo mis problemas de sueño, de tumbarme en el piso junto a la cama de mi hermano cuando él era bebé para poder dormir. Siempre quise recordar para anclarme desde ahí, como si las memorias tuvieran un peso, me dieran cuerpo. Mis tendencias evitativas me han incitado a aislarme, a creerme autosuficiente, como si bastara mi envolvente mundo interior. Afortunadamente, tengo un hijo y una pareja, vivo con otros humanos, lo cual implica que debo interactuar con ellos, salir a la tienda, hacer desayuno, hablar con profesoras de la escuela. Cristóbal y Camilo me sacuden, me despiertan. Mi hijo me pide que juegue con él, que vea su nueva nave de Lego, me dice que tiene hambre (siempre tiene hambre) y tengo menos tiempo de creerme un organismo unicelular.

Después de mi gran año de desregulación, no volveré a subestimar el poder de la conexión social. Cuando ya estaba fuera de la etapa de desnuda supervivencia, di mis primeros pasos fuera: comencé a conversar más, me vinculé con mi entorno, tomé una clase grupal, pasé la tarde con amigos, recordé cómo es disfrutar, me atreví a reírme, a escuchar, me abrí a las oportunidades de charlar con gente que veo todos los días, como la señora que me vende las verduras o mi amigo que hornea el pan. Lo hice asustada aún porque mis síntomas no estaban resueltos. Pero conectar es parte esencial de estar vivo.

Por eso existe la corregulación. Si nuestras heridas más profundas ocurren en el plano relacional, también lo hará la sanación (lo aprendí de una tutora).

Mi sistema nervioso aprendió la seguridad mientras disfrutaba mi vida, cohabitando con mi ansiedad y mis síntomas. Esta experiencia de convivir con la molestia sin enfocarse excesivamente en ella es una poderosa herramienta para calmar la amígdala, según se evidencia en el modelo *biopsicosocial* para abordar síntomas persistentes o dolor crónico. Mi sistema nervioso entra en contacto con otros sistemas; otros humanos me ayudan a sentirme parte de un mundo que se disfruta, se comparte, se goza. La corregulación es importante, somos una especie social que requiere el contacto con otros seres.

Eso hicimos en una terapia a la cual asistí. Encontré muchas luces desde un enfoque *top-down*; es decir, la modalidad terapéutica que se apoya en nuestra capacidad reflexiva para integrar, resignificar, reinterpretar y encontrar claridad. De hecho, Siegel también propone que parte de la sanación implica la recreación de una narrativa coherente que nos ayude a integrar nuestra historia. Repasamos nuestra autobiografía, no para vivir en el pasado, sino para darnos el regalo de comprender. Por eso, mis sesiones de consulta empiezan con un recuento autobiográfico que permite darle un orden a nuestra historia.

Les pregunto a mis consultantes:

¿Qué mensajes recibiste sobre la comida cuando eras pequeña? ¿De quién los recibiste? ¿Qué papel desempeñaba la comida en tu casa? ¿Alguien te enseñó a comer de una manera específica? ¿Había un valor vinculado a esta manera de comer? ¿Qué crees que dice de ti no comer de esta manera?

Ese año, 2023, cuando decidí no ser una ostra, recibí regalos. Por ejemplo, la sesión de constelaciones familiares que me hizo mi amiga Catalina en intercambio por una sesión de consultoría sobre la comida, porque ella sentía que era "adicta" al chocolate oscuro y le preocupaba. Nos dimos cuenta de que no era adicta al chocolate, que mejor no catalogarse así, y que honrar este alimento que le ofrece calor y vitalidad le ayuda a regularse. En todo caso, en mi sesión de constelación entendí una frase que me mencionó Catalina pero que es originaria de Bert Hellinger, pionero de las constelaciones familiares: *primero el orden, después el amor.* En nuestra sesión constelé mi sistema nervioso y vislumbré la información familiar que se desordena. La claridad después de la sesión fue una paz que aún perdura porque me reconocí parte de un sistema familiar que se vincula y se desorganiza, pero que también se ama.

Era mi primera sesión de constelaciones y, la verdad, no podría decir que es un ejercicio meramente intelectual porque Catalina iba diciendo frases que veíamos cómo resonaban en mi cuerpo. Allí algo sucedía más allá de la lógica. Y supongo que la paz es el amor que resulta al darse cuenta de que las familias tienen vínculos que son como raíces que se retuercen cuando no hay espacio, pero dado el espacio se libera el amor que siempre ha sido. Este resonar en el cuerpo que genera nuevas formas de observar se parece más al enfoque *bottom-up*, del que no sabía nada cuando luchaba contra mi ansiedad social años antes. No sabía que tenía un cuerpo lleno de recursos, información y sensaciones que son como portales a los que jamás llegaré analizando. Este enfoque hace referencia al trabajo somático, a la información sensorial del cuerpo que nos ayuda a mover las emociones y a regular el sistema nervioso.

Hace unos quince años mi ansiedad social fue sofocante. Odiaba las sensaciones, la manera como mi corazón se aceleraba, el mareo, cómo el mundo se contraía al punto de que casi no podía respirar. No entendía bien lo que me ocurría, me enfrentaba a estas sensaciones sin recursos, cada vez con más miedo y reactividad. Elegía no ir a eventos sociales o rumiaba incesantemente antes, durante y después del evento. "¿Dije lo que tenía que decir? ¿La gente se dio cuenta de que estaba nerviosa? ¿Hubiera sido mejor responder otra cosa? ¿Qué fue lo que dije?". Mis episodios eran tan intensos que eran disociativos; es decir, me iba de mi cuerpo, no estaba ahí, pero seguía ahí, donde fuera que estuviera. No era evidente que algo estuviera pasando, pero era una concha vacía, congelada, atrapada en el colapso de mi sistema nervioso.

El ansioso social experimenta emociones intensas de miedo en ciertas circunstancias sociales. Tiene miedo a ser juzgado, no recibido, pasa mucho tiempo rumiando sobre lo que pasará en un evento social o, cuando ya está en el evento, está hipervigilante de sí mismo, de su conducta, de lo que dijo o no. Después del evento, se queda pegado a las memorias (frecuentemente distorsionadas) de lo que ocurrió. "¿Dije lo correcto? ¿Recibí aprobación? ¿La gente notó que estaba nervioso?". Esto es diferente a ser introvertido o tímido, porque la ansiedad social es un desorden de la ansiedad enfocado en el juicio externo que genera extremo estrés al rechazo o juicio social.

La ansiedad social se me asoma a veces, pero mi práctica de autocompasión la supera. La suavidad que vengo cultivando la abraza con cariño, y mi ansiedad social pierde sus dientes, no me convence de nada. Cuando aparece, lo hace con sus sensaciones, pero son solo eso: sensaciones. Sensaciones que no me gustan, pero las tolero, *las permito*. Entiendo lo que ocurre y me abrazo aún más fuerte porque sé que hay una parte mía a la que le duele algo, una parte que requiere cariño, no reproche.

No creo que el diagnóstico de ansiedad social me aplique ahora. Los criterios clínicos ya no me describen. Sobre todo, no aplica porque cuando la ansiedad social asoma su cabeza no hay lucha. La ansiedad social no me agarra; a veces, incluso me parece interesante, curiosa, surge en momentos chistosos y me río de mí. Pero no burlonamente, sino con curiosidad sobre mí misma, sobre mis reacciones que, a veces, son difíciles de predecir.

Si no entendemos lo que ocurre, evitaremos a toda costa estas sensaciones molestas, y nuestro cerebro tomará nota y dirá: ella evita esto, debe ser muy peligroso, mejor sigamos perpetuando el ciclo de crear más emociones y más pensamientos intrusivos que nos alejen de este peligro. La evitación empeora la situación. Cancelamos eventos sociales a los que quisiéramos ir, no decimos lo que queremos, aplazamos cosas que nos expongan, nos empequeñecemos hasta casi desaparecer. Estas son las *conductas de seguridad* que nos "salvan", pero no nos salvamos porque *buscamos sentirnos mejor evitando*. No se nos ocurre que tenemos que ser mejores sintiendo y que evitando nunca nos damos la oportunidad de actualizar nuestro cableado ansioso alrededor del tema social, sino que lo reforzamos. No nos damos la oportunidad de tener evidencia de que podemos ir a los eventos, enfrentar situaciones sociales, decir lo que queremos decir. *No nos damos la oportunidad de darnos el crédito, un eje de la recuperación.*

La verdad: no siempre le caemos bien a la gente, no nos invitarán a todos los lugares, no seremos siempre bien recibidos o comprendidos. Habrá gente que no encuentre nada en este libro. Puedo aceptarlo. No siempre tengo que dar explicaciones sobre por qué no voy a algún lugar, porque no tengo que pasármela explicando por qué hago lo que hago. Puedo vivir sin que la gente conozca mis razones. Puede sonar tonto, pero cuando alguien me pide algo que no puedo o no quiero dar, ya no explico, no me justifico, simplemente declino cortésmente. La ansiedad social me enseñó a decir "no". Puede sonar simple, pero para mí es una gran liberación dejar de explicarme al mundo porque es una mera búsqueda de aprobación, una tarea imposible, y ya no promuevo dichos comportamientos.

Puedo atravesarlo porque estoy dispuesta a sentir la incomodidad, *puedo tolerar intencionalmente*: ahora soy mejor sintiendo. Hace años, las emociones y sensaciones de la ansiedad social eran una pesadilla porque no tenía la voluntad para sentirlas. Me daban miedo; además, las acompañaba con pensamientos que me hacían rumiar hasta el agotamiento. Pero ahora, cuando siento una sensación del estilo, estoy ahí para sentirla incondicionalmente. Si se asoma algo parecido a las sensaciones de la vergüenza, lo permito. Entiendo qué es. Ya no me importa. Me importo más yo. Principalmente, porque sé quién soy, y si voy a sentir algo, pues lo siento y ya. Al menos, en cuanto a la ansiedad social se refiere. Con esa ya me amisté, no es mi enemiga.

La ansiedad social me enseñó a conocerme y aceptarme, porque no hay otra ruta cuerda. Y de esa aceptación viene la fuerza para no necesitar aprobación externa. Cuando uno penetra su mundo interno, lo acepta, lo quiere, lo valida, puede iniciar una conversación privada sobre qué importa. Ahí entran los valores que tanto menciona el sexto viraje propuesto de la Terapia de Aceptación y Compromiso. Si tienes claros tus valores, te queda más fácil soltar los vínculos, situaciones y personas que no compaginen. Si tienes claro qué te importa, se demarca una ruta, se crea un mapa y un compás que dirige la conducta, lo cual es especialmente importante cuando estamos en medio de emociones difíciles.

Ante la incomodidad, si no tenemos claridad sobre qué queremos para nuestra vida, es fácil irse con las conductas de seguridad, con los modos evitativos que nos turban aún más. Por ejemplo, sé que para mí un valor es la autocompasión, que me ayuda a dirigir mi conducta cuando existe el impulso por violentarme. La autocompasión entra a suavizar todos los filos, aparece como un bálsamo que permite mi experiencia humana con cariño, sin importar qué siento, qué pienso, si he sido inadecuada o si mi mente me arroja pensamientos de ser carente. Ante lo que aparezca, el valor de la autocompasión me dirige y me soporta.

De hecho, hace poco releí el libro de Siegel y me detuve especialmente en la parte sobre los apegos evitativos. Ya no siento que me describan, no me siento lejos de mí o de mi cuerpo. Al revés, soy mi cuerpo, soy mis sensaciones como la tierra es sus temblores, sus grietas, sus maravillas. No me da miedo esta intimidad; más bien, la atesoro como una victoria ganada a pulso, que conservo y renuevo todos los días porque, como dice la poeta Lucy Grealy, las verdades más grandes se deben repasar diariamente. No las retenemos, y si no trabajamos en ellas las olvidamos.

Escribir para sanar...

1. La conexión social es vital para la salud mental y física. ¿De qué manera puedes fomentar más integración social en tu vida?

2. ¿Has pensado cuáles son tus valores, lo que más te importa en la vida? Los valores pueden ser aspectos como la familia, la amistad, el coraje, la tranquilidad mental, la creatividad o el servicio. Los valores nos ayudan a guiar nuestra conducta. Funcionan como una especie de compás que orienta nuestras acciones. Cuando reflexionamos sobre nuestros valores,

se vuelven más efectivos. Elige uno de tus valores, y escribe durante diez minutos sobre cómo lo entiendes, cómo le das vida y qué pasa cuando no actúas en coherencia con ese valor. Piensa por qué te importa ese valor, cómo lo aprendiste.

3. Piensa en diferentes áreas de tu vida, como la familia, el trabajo, la salud, la comunidad, los amigos. Haz una lista con las distintas áreas y evalúa, usando una escala de 1 a 10, qué tan compaginados están tus valores con tus acciones en esta área específica. Identifica si hay áreas en las que necesitas ajustar tu conducta para que haya más coherencia entre tus acciones y lo que más te importa.

Herramientas

A continuación, profundizaré en herramientas de gran poder y alcance que te pueden servir de apoyo en este proceso de darte *permisos incondicionales*: la autocompasión, la espiritualidad y el feminismo. Son llaves útiles que te arman un paisaje amable, te abren los ojos, te suavizan la mirada, te afinan el criterio.

Autocompasión

En los procesos de *coaching* hablamos de muchos temas y abordamos varios frentes: la psicología de comer, la aceptación corporal, la cultura de la dieta, la gordofobia, la autocompasión. Al ir develando las capas que sostienen la lucha con la comida y el cuerpo, aparece el mensaje que cada mujer precisa para movilizar su fuga de la cultura de la dieta.

A veces, mis consultantes necesitan que alguien escuche lo que se han dicho en silencio por años, frases como "Con ese cuerpo no mereces nada" o "¿Qué hay tan mal contigo que no eres capaz de cambiar tu cuerpo?". Las palabras salen al aire, y la vergüenza finalmente empieza a disiparse.

Otras mujeres encienden su fuego ante la trampa de querer otro cuerpo, del engaño de las mil dietas y del cuerpo futuro que no llega. Ven la farsa y sueltan los amarres; encienden una rabia sana, un activismo natural que no permite la transgresión de sus límites.

Con frecuencia, las mujeres necesitan autocompasión. Es la práctica de tratarnos suave y amablemente. Sí: es lo que más se requiere. La autocompasión permite que los conceptos charlados en la sesión cobren vida y que se activen como es preciso.

La psicóloga Kristin Neff, pionera en esta área de estudio, considera que la autocompasión se compone de tres elementos: nuestra capacidad de ser amables con nosotros mismos, la posibilidad de prestar atención a nuestro mundo interno y la habilidad de abrazar nuestra humanidad compartida. La primera incluye el diálogo interno que bien conocemos, lo que nos decimos cuando nos miramos al espejo, el tono y la intención del mensaje. La segunda implica poner atención a nuestros patrones habituales y reacciones automáticas, una ralentización de la mente y una participación atenta momento a momento. La tercera nos suaviza ante nuestra condición humana, vulnerable e impermanente.

La autocompasión me sostiene cuando mi vida es una ciudad que se derrumba. Con ella atravieso las ruinas, los muros resquebrajados. Ante cada terremoto interior, ante cada infierno pequeño o grande, la autocompasión me sostiene hasta arribar a un puerto seguro. Es un recurso efectivo que no evita que los derrumbes sucedan, pero que me permite estar ahí, en el ojo del huracán, con protección. Sinceramente, sentir emociones como la vergüenza, que te dice "Eres deficiente", es difícil cuando no hay autocompasión. Lo recuerdo de las épocas en las que luchaba contra la ansiedad social o la comida. La vergüenza todavía se asoma (cada vez menos), y lo único que me mantiene con la claridad de quién soy y cuánto valgo es la voz suave que me permite sentir todo porque ahí estoy para mí. La autocompasión es una llave que me enseña sobre la suavidad de la que hablaba el Tao Te Ching: *la más blanda de todas las cosas supera la más rígida de todas las cosas.*

La autocompasión, eterna e infinita, me susurra en el oído, jamás me grita, y dice: "Eres humana, está bien cometer errores, puedes intentarlo de nuevo". A menudo, las mujeres dicen que demasiada autocompasión es peligrosa porque lleva a la laxitud, a rendirte, a dejarte ir con poco esfuerzo. Pero no es así: en la autocompasión reside nuestra principal oportunidad de excelencia porque, como sugieren numerosos estudios en el tema, cuando sabemos que el piso es suave, cuando sabemos que nos sostendremos, nos atrevemos a cometer más errores, nos arriesgamos más, nos exponemos frente a los demás con proyectos que nos importan.[19] La autocompasión aceita los engranajes de manera que podamos emprender proyectos que concuerdan con nuestros valores, permitiendo que los bordes sean más suaves, que los aterrizajes se amortigüen. Podemos tener éxito o no; de igual manera, la autocompasión nos invita a intentarlo todo porque sabemos que, independientemente del resultado, estaremos bien. No nos castigaremos con violencia, no nos bañaremos en vergüenza, no nos lanzaremos a las afiladas piedras de la autocrítica. La autocompasión está asociada con mejor imagen corporal, mejor estado de ánimo, autovalía, motivación y resiliencia frente a la adversidad.[20]

Por eso, me entreno para que la autocompasión me acompañe siempre. La tengo siempre a la mano, la utilizo ante cualquier asomo de injusta autocrítica. La consistencia crea el músculo y la autocompasión se va arraigando como reacción automática, un instinto muy deseable. Me sorprende cómo ya no sé vivir sin sostenerme en este valor.

Este proceso da sus frutos porque profundizar en mis lugares oscuros, sentirlos, permitirlos, me ayuda a acompa-

---

19   Robson, David. *Why Self-Compassion –Not Self-Esteem– Leads to Success,* BBC, enero 2021. https://www.bbc.com/worklife/article/20210111-why-self-compassion-not-self-esteem-leads-to-success

20   Morin, Amy. *Science Explains the Link Between Self-Compassion And Success,* Forbes, octubre 2015.
https://www.forbes.com/sites/amymorin/2015/10/01/science-explains-the-link-between-self-compassion-and-success/

ñar procesos terapéuticos. La autocompasión crea puentes, lazos; permite comprender más sobre la condición humana y cómo esta funciona igual para todos. Todos sufrimos por algo, nos sentimos solos a veces, nos creemos incapaces o nos paralizamos más de lo que quisiéramos.

En mi práctica, muchas mujeres me dicen que no se sienten en capacidad de ofrecerse autocompasión. Con frecuencia, ocurre porque se acostumbraron a tratarse con dureza. La suavidad las asusta, las intimida, la consideran fuera de su alcance porque no han logrado disciplinarse. La autocompasión hace sus milagros cuando se permiten sentirla por primera vez y una diminuta fracción de suavidad les muestra un nuevo mundo. La autocompasión es incondicional, no requiere de nada adicional. También es una práctica que se fortalece, se elige. Si ellas se atreven a suavizarse con ellas mismas, con su experiencia, con su dolor, todo cambia. Si lo practican, el mundo pierde tantos filos que, de repente, la condición humana ya no presenta un titánico reto porque han permitido su experiencia, han eliminado una capa gruesa de sufrimiento: esa que dice que las cosas "deberían" ser distintas, que ellas "deberían" ser distintas.

Viene a mi mente Claudia, una consultante que dejó de lado su cuerpo. Me buscó porque no andaba bien con su comida, tampoco se gustaba en el espejo. Su proceso fue un precioso deshielo, un aproximarse al cuerpo, verlo con cariño. "No te tienes que considerar bella", le dije. "No es belleza lo que buscamos, sino la vitalidad de un cuerpo vivo, al que aprendemos a respetar, a sentir. Conecta con la pulsación, con las posibilidades", le recordaba, mientras se observaba bailando porque le gustaba el tango y grababa sus clases en el teléfono. Lentamente, logró verse porque logró sentirse. Logró aproximarse sin herirse, sin criticarse por no bailar tan bien, o por sus muslos anchos, o por los brazos que le temblaban porque no estaban tonificados como "deberían" estarlo.

Nos cuesta conectar con la compasión porque vivimos en parajes mentales, tenemos ideas fijas de cómo "deberíamos" ser. La mente nos agarra y no nos suelta, porque sentir y permitir la experiencia tal como es implica un dolor que, por lo general, evitamos pensando que no seremos capaces de manejarlo. Sin embargo, liberar dolor, liberarnos de las ideas que nos limitan, es, en parte, un ejercicio de sentir en el cuerpo.

La autocompasión es la voluntad de sentir y sanar. Es la herramienta idónea porque no hay manera de hacerlo mal. Si realmente accedemos a la autocompasión, si nos suavizamos precisamente ahí, en lo que se siente cuando abandonamos las ideas de perfección y nos aventuramos por caminos insospechados, veremos que el proceso es confiable, el cuerpo es confiable, aun cuando llora, tiembla y se estremece.

Así, nos acercamos a algo sincero que no se fabrica desde mandatos; más bien, brota como el agua de un nacimiento.

> ### *Escribir para sanar...*
>
> 1. ¿Qué áreas de tu vida crees que se beneficiarían de la suavidad de la autocompasión?
> 2. ¿Qué estrategias te pueden ayudar a navegar los aspectos de tu humanidad que más te cuestan desde la autocompasión?
> 3. ¿De qué maneras concretas crees que la suavidad de la autocompasión puede ayudarte a generar resiliencia?

Espiritualidad

¿Qué te dice tu Dios? ¿Se hablan? ¿De qué hablan?

Daniela, mi consultante, estuvo más de dos años en su casa. Salía muy poco mientras su piel se recuperaba después de dejar unos fuertes medicamentos que la dejaron con síndrome de abstinencia. Un día particularmente difícil, le dije: "No tienes cómo evitar". Su piel estaba mudando, como la de las serpientes. Con su interior más expuesto, Daniela se sentía más vulnerable con razón: su piel, el órgano barrera que protege de lo externo, se le estaba cayendo para dar paso a piel más fuerte. Daniela ha venido recuperándose y cuando recordamos su tiempo en casa, al cuidado de su madre, me dice que el asunto le enseñó la espiritualidad, le mostró qué importa. Así ocurre frecuentemente: el sufrimiento abre canales que exponen anchuras.

Si estás en un lugar de no escape, la espiritualidad te puede ayudar a fortalecerte con todos los permisos que tengas que darte para aceptar tu experiencia de vida, que puede ser desconcertante. Todos pasamos por algo. Cuando tu experiencia aparezca con sus lados más filosos, date más permisos, así tendrás más suelo y más anudada estarás a tu existencia.

La espiritualidad es una práctica que se acopla como el agua, que entra en todos tus pliegues y comisuras, que sabe exactamente qué necesitas porque es tu propio silencio expresándose, ayudándote a saberte parte de algo que te excede. Mi pareja se proclama ateo, pero creyente de un misterio sin palabras. Dice no creer en la espiritualidad o, más bien, en el relato de lo espiritual, pero sí en vivir: comer, levantarse en la mañana, hacer lo mejor posible, reír, llorar, irse de paseo. Un vivir repleto, espléndido y simple. Así es como él conecta con algo.

Tu espiritualidad puede ser pasear a tu perro porque te conecta con algo más grande que tú. Perfecto. Tu espiritualidad puede ser tu jardín. La escritora Elizabeth Gilbert dice que su espiritualidad tiene que ver con todas las siestas diurnas que se permite; un profundo y restaurativo descanso es parte esencial de su práctica espiritual. El escritor y poeta Mark Nepo dice que, cuando pasa por momentos difíciles, busca la forma de vida más cercana, una araña, una planta, un insecto, lo que sea, y lo convierte en su maestro: lo observa largamente, espera. Esa es su forma de contactar un dominio espiritual. No seré yo quien te diga qué forma toma la espiritualidad para ti, pero independientemente de cómo sea o cómo se vea, la espiritualidad es un inmenso recurso para transitar una vida que incluye momentos de gran dolor y pérdida.

Primero que todo, para mí, la espiritualidad —que nada tiene que ver con la religiosidad— es un ejercicio en la verdad que se aleja de los gritos de la cultura sobre lo "apropiado". No es aparentar compostura. La espiritualidad une los puntos que de otra forma quedarían desunidos. Me aquieta, me da un lugar y una perspectiva, no me explica las cosas, solo me ayuda a ubicarme, a sentirme menos sola. Es estar lo suficientemente en calma como para vivir en el presente y considerar que la vida es confiable como es, que soy confiable como soy. Así entiendo yo una espiritualidad vinculada a la confianza que me permite tener perspectiva, amistar con el miedo, tocar el amor. Sé que mi cuerpo ha sido la entrada a algo que anda más despacio, a la posibilidad de enraizarme, de sentir mis sensaciones y mis pulsaciones, observando mi entorno con atención y calma.

Hace unos días, conversé con Daniela, mi consultante que aún se recupera de su condición de piel, aunque está muchísimo mejor. De hecho, ha vivido en Francia y Suiza en los últimos años mientras estudia su máster. Hemos venido hablando sobre el diagnóstico de cáncer de su madre. Ahora regresó a Colombia y la está cuidando con el mismo cariño con que su madre cuidó de ella durante los años más difíciles con su piel. Fue hermoso verla sostenida por su espiritualidad, su confianza. Daniela me contó cómo su madre escucha atentamente a la gente que la visita. Pensé en mi mamá, en sus dos años de enfermedad. Yo también observaba maravillada a mi mamá con su interés en escuchar las historias de la gente que la visitaba. Ella recibía todas las visitas, aun de la gente que no veía hace tiempo. No le importaba si estaba flaquísima, en cama, viéndose tan distinta de su versión sana, ella escuchaba con atención, con cariño. Esta apertura de corazón me conmovió. Me recuerda la investigación de Lisa Miller y sus descubrimientos sobre la espiritualidad como una fuerza que nos permite sentir la conectividad de todos con todo, y cómo la biología humana se diseñó para despertar estos canales y experimentar estas anchuras.

Sé que Daniela está en un momento difícil, pero ella lleva preparándose años para transitar esta experiencia como un regalo enorme de la vida, porque la muerte llega, siempre llega, pero si uno acepta y recibe, la muerte te cambia la vida. La espiritualidad está en el mundo, en la forma como suceden los eventos; por eso, observo con atención. Fue espiritual observar a mi papá cuidar a mi mamá durante su enfermedad, verlos desenredar los nudos de su matrimonio, ser testigo de su humanidad, haciendo lo mejor posible en una situación que los llevó al límite, que los transformó, que les permitió perdonarse y quererse como si el amor fuera lo único que quedara al final.

La espiritualidad que me interesa se encarna y presta atención al mundo. No quiero una espiritualidad que me eleva sobre otros, que cierra los ojos frente a lo que duele. Mi espiritualidad es mi práctica de intimar con la existencia, confiar en ella, mientras aprendo a confiar en mí misma, lo cual ha sido exactamente el mismo proceso.

Siento, como dice Maurice Merleau-Ponty, que mi cuerpo está en el mundo como mi corazón está en el cuerpo.

Escribir para sanar...

1. Independientemente de cómo se vea tu espiritualidad, ¿qué prácticas te ayudan a cultivar un sentido de calma y silencio interior?
2. Cuando estás contigo misma y emerge tu propio silencio, ¿qué escuchas? ¿Qué te dice tu sabiduría interna?
3. La emoción del asombro, como indica la investigación del psicólogo Dacher Keltner, se practica y se fortalece en la medida en que nos expongamos a situaciones que la prendan, como la belleza de la naturaleza, el coraje de los humanos, la resiliencia, la poesía, el arte. ¿De qué manera particular puedes practicar el asombro para sentirte partícipe del gran misterio de la vida?

Feminismo

En su libro *Living a Feminist Life*, Sara Ahmed comenta que el trabajo de la feminista Audre Lorde fue un salvavidas para ella. Las palabras de Lorde, una mujer negra, lesbiana, madre, poeta, guerrera, la encontraron y la abrazaron, aun cuando la situación de vida Ahmed era completamente distinta. Es un regalo cuando nos encontramos en las historias ajenas, incluso si nuestras diferencias son marcadas. Me pasó también cuando leí a Lorde y su texto *La poesía no es un lujo.* Lorde dice: "Los padres blancos nos dijeron: 'Pienso, luego existo'. La madre negra que todas llevamos dentro, la poeta, nos susurra en nuestros sueños: 'Siento, luego puedo ser libre'. La poesía acuña el lenguaje con el cual expresar e impulsar esta exigencia revolucionaria, la puesta en práctica de la libertad".

El feminismo me ayuda a confiar en mi experiencia, en mi mundo privado. Encuentro libertad en sentir e ir hondo en mí misma mientras me agarro de una cuerda que no me suelta. Necesito sentir asertivamente para ir a los lugares antiguos y ocultos que contienen creatividad y poder, como decía Lorde. Sentir sin desbordarme, sin creerme un derrumbe, sin generar derrumbes. Sí creo que las mujeres albergamos mucho por dentro. Esto ha sido cierto en cada una de mis consultantes, con quienes la conversación empieza con la comida, pero desemboca en otros lugares, en otros mundos, especialmente, en el deseo de vivir como quieren vivir. Virgie Tovar lo dice: "Empiezo con la cultura de la dieta, pero realmente, hablo de libertad". Ser libres es el anhelo. Y no pensamos nuestra libertad, la sentimos.

Incluyo el feminismo como recurso porque a veces a mis consultantes se les prende el fuego de la consciencia feminista, se les activa un activismo que las motiva a nunca más acercarse a una dieta. Se vuelven mujeres encendidas desde una rabia sana que sabe poner límites. Cuando ocurre ya no hay vuelta atrás.

Para mí, el feminismo redirecciona. Sin él, mi actitud sería otra, más permisiva de una cultura injusta. Me apoyo en el feminismo para conversar con las mujeres sobre la cultura de la dieta, un entramado viciado con sus preceptos sobre la insuficiencia de las mujeres. El ojo del feminismo nos ayuda a ver. Vemos a la industria de las dietas, este gigante de sesenta y tres billones de dólares anuales, ese negocio colosal que refuerza narrativas hegemónicas del cuerpo "normal", productivo, joven, heterosexual, delgado y capaz. Sus mensajes desatan nuestra ansiedad por encontrar mejores versiones de nosotras mismas que vislumbramos en un futuro que no llega. La cultura de las dietas es una vistosa invitación a trasladarnos del presente al futuro, abandonando una buena vida.

Desemboqué en el feminismo con la sed natural de una mujer que no comprende el mundo. Es la misma sed de tantas mujeres jóvenes hoy, aunque ellas procuran su educación más temprano, de modos más indómitos; a veces, en las calles con pañuelos verdes y cantos de liberación. Abogan por un *ser mujer* que no se encajona, reclaman la liberación completa de su cuerpo, de su autonomía y de su integridad física. Es maravilloso realmente; veo mujeres, veo mujeres trans: personas que crean un mundo que colapsa la rigidez, lo aplastante de las categorías creadas por la Modernidad. El lenguaje también lo refleja: algunas hablan de *cuerpas*, en lugar de cuerpos, y entiendo por qué le llaman así: pretenden reclamar el cuerpo femenino del dominio patriarcal, medicalizado y colonial que nos presentó un cuerpo del que aprendimos a desconfiar. No queremos desconfiar más.

El feminismo tiene muchas corrientes y apellidos, es una conversación laberíntica que interpela las "verdades" que hemos dado por hecho. No soy académica ni teórica, no he leído sobre el tema como quisiera, así que seré una mala feminista como Roxane Gay, pero una feminista después de todo. De la mano del feminismo aprendí sobre la culpa y la desconfianza al placer, sobre la comparación entre mujeres y sobre cómo el *deber ser* de la mujer es una categoría fabricada, un constructo social, porque no existe una sola forma de serlo. El feminismo cuestiona las maneras como he vivido ser mujer, lo que se ha impuesto sin permiso, las ligaduras que apenas ahora puedo ver.

El feminismo esclarece las formas soterradas de la violencia estética. Personalmente, me he sentido cuerpo, pero no en el sentido expansivo, pleno de posibilidad, sino desde la presión de *ser un cuerpo que se presenta al mun-*

do, como dijo la feminista Andrea Dworkin. He sentido la obligación de ser bella (de joven) y ahora, de verme lo más joven posible, lo cual considero indigno. El feminismo me ayuda a ver sistemas. Me comprendo más allá de mi piel, de mi incesante diálogo mental, que no pensé relacionado con nada porque la cultura fomenta la soledad, la creencia de que nuestra vida es producto original y exclusivo nuestro; que si algo se siente mal, lo hemos fabricado en nuestra cabeza así, eso creemos.

Gracias al feminismo nada queda suelto, me insta a buscar mi rol en el entramado. Me anima a vislumbrar la realidad invisible de la que habló la antropóloga Margaret Mead, cuyo trabajo se centra en la idea de que *no vivimos en la realidad, sino en paradigmas. La realidad es invisible para nosotros.* Por ejemplo, cada vez que voy al médico, sé que mi experiencia de mujer blanca y delgada está cargada de información que se asume. Mi cuerpo es legible: mi contextura presupone una capacidad de autodominio, de mejores hábitos; mi género, sin embargo, evoca un legado histórico en el cual las mujeres tenemos menos credibilidad cuando narramos lo que ocurre con nuestro cuerpo.

El feminismo se interesa en los sistemas, en las raíces, desentraña la historia para explicar por qué las cosas no funcionan hoy. Adoro un buen recuento histórico de cómo este mundo fue creado por hombres. Sin embargo, para mí, el alcance del feminismo incluye también mi esfera íntima e incluso, lo que creo de mí. Estuve de pelea con el concepto de amor propio, pero he llegado a la conclusión de que importa. El amor propio, entendido como nuestra capacidad para sabernos competentes para la vida y creernos merecedores de felicidad (esta definición viene del psicólogo Nathaniel Branden sobre la autoestima). No me interesa una conversación sobre amor propio cuando su búsqueda nos individualiza al tope, dejándonos al acecho un estado interno e idealizado de amor, tornándonos hipervigilantes de nuestras fallas, sin tiempo para interesarnos en el otro, en el mundo, en el estado de las cosas. Por cierto, interesarse en el otro es de gran ayuda para sentirse mejor; ocurre cierta alquimia incomprensible. Específicamente, interesarme en las mujeres ha sido mi forma de feminismo.

Si logramos desvanecer el velo del autodesprecio que nos enseña la sociedad, veremos con más claridad y recordaremos qué importa. Esto ocurre, para muchas, desde una conciencia feminista que esclarece lo previamente oculto.

Llegamos a un amor y a un autocuidado nuevo. Aprendo sobre la frase de Friedrich Nietzsche que dice: "Amamos la vida no porque estemos acostumbrados a ella, sino porque estamos acostumbrados al amor". Aún en un mundo patriarcal, hacemos ese tránsito: reconocemos el amor que somos.

Y si vislumbrar el amor que somos no es la radicalidad que buscamos, que sabrá guiarnos y juntarnos, no sé qué podrá.

Escribir para sanar...

1. Cuando piensas en feminismo, ¿qué viene a tu mente?
2. ¿Se te ocurre alguna manera en la cual el feminismo puede ser una nueva herramienta en tu vida que te ayude a navegar tu experiencia? ¿Cómo?
3. ¿Qué mujeres han impactado positivamente la manera en que vives tu vida? ¿Cómo lo han hecho?
4. ¿De qué manera podrías apoyar a las mujeres de tu vida en su propio camino de aprender a permitir incondicionalmente su experiencia de vida?

PARTE III

El permiso incondicional para existir (en mi cuerpo)

Si estás ansiosa, con miedo, si todo te tiembla, estoy contigo. Respira, recuerda que este lugar ya lo conoces. Has estado así de incómoda antes y has sobrevivido. Estas emociones no pueden romperte. Permítete sentirlas; eventualmente pasarán. Tal vez no ahora mismo, pero pasarán como siempre todo pasa. Puede que más adelante recuerdes este momento y te rías un poco, o lo olvides por completo. Por ahora, permite esta experiencia, obsérvala, porque es la realidad de lo que ocurre.

Puedes permanecer presente con tus emociones.

No estás sola.

Si entiendes la mecánica de la ansiedad, sabes de qué se trata y no le tienes miedo, se abre una puerta preciosa. Si permites sus sensaciones sin negarlas, si las dejas correr su curso, te muestran que estás diseñada para la vida. No tienes que temerles a tus corrientes internas. No intentes solucionarlas o controlarlas. Recíbelas como invitadas pasajeras con mensajes legítimos: "Ve más despacio", "Entra en tu cuerpo", "Habita el presente", "Confía". Te pueden decir "Prepárate", "Ocúpate". No debe asustarte. No debemos temerle a la ansiedad porque generamos el miedo secundario del que habla Sally M. Winston: esa capa adicional de sufrimiento que rechaza la ansiedad, que quiere solucionarla para no sentirla.

La ansiedad no tiene que gustarte. Existe para llamar tu atención ante el peligro, y por eso genera incomodidad. Pero no la descartes. Úsala para trabajar en la confianza; no tienes que desgarrarte las manos tratando de controlar la realidad. No estás encargada de manipular los circuitos de la vida. En su poema *In Passing*, Lisel Mueller propone que lo que existe, existe para perderse de modo que se vuelva precioso. Un concepto que me recuerda que no habrá suficientes pensamientos o preocupaciones que alteren la realidad a mi antojo. Ningún nivel de mortificación a la que me someta eliminará la incertidumbre o la impermanencia. La poeta Mary Oliver escribió un poema que dice:

Me preocupaba mucho.

¿Crecerá el jardín? ¿Los ríos fluyen en la dirección correcta? ¿La Tierra gira tal y como se nos enseñó? Y si no es así, ¿cómo lo corregiré?

¿Habré hecho bien? ¿Me equivoqué? ¿Me perdonarán?

¿Lo podré hacer mejor?

¿Algún día podré cantar? Incluso los gorriones pueden y yo, bueno, parece que no tengo remedio.

¿Me está fallando la vista o me lo estoy inventando?

¿Me dará reumatismo?,

¿tétanos?, ¿demencia?

Un día me di cuenta de que toda esa preocupación no había llevado a nada.

Y me rendí. Y tomé este viejo cuerpo mío, salí a la mañana y canté.

Hoy no espero nada distinto. Sé que nada perdura, todo cambia, y la única opción cuerda es permitirlo; permitir para disfrutar y confiar en lo extraño de vivir. Si pretendo controlarlo todo, me da ansiedad, se nubla mi criterio y me veré abocada a "salvarme" evadiendo o controlando una existencia que asumiré poco confiable. Olvidaré la advertencia de Mario Benedetti: (...) *no te salves ahora / ni nunca. / No te salves / no te llenes de calma / no reserves del mundo solo un rincón tranquilo / no dejes caer los párpados / pesados como juicios / no te quedes sin labios / no te duermas sin sueño / no te pienses sin sangre / no te juzgues sin tiempo.*

El salvarse inerte nos convence de nuestra incompetencia. Nos asumimos frágiles; por eso, buscamos afanosamente técnicas, instrucciones, *hacks*, para sentirnos bien rápidamente mientras intentamos mejorar nuestra autoestima sin éxito. Queremos amarnos, pero no podemos porque no hemos atendido el hecho de que nos creemos quebradizos, incompetentes. No quiero darme el mensaje de que estoy rota: quiero ser capaz de recibir mi experiencia, como un río que sostiene sus aguas quietas y sus aguas revueltas. Así mismo, mi trabajo es confiar en que fui diseñada para la vida porque soy un ser humano absolutamente adecuado.

Esto lo sé porque la ansiedad más filosa me arrastró por torrentes subterráneos de aguas profundas. Está bien, será mi ascendente escorpio tal vez, pero me gusta indagar en lo profundo; lo encuentro más interesante que el salvarse inerte, que es pando y no te cuenta nada sobre la condición humana. La turbulencia me despertó. Ahora no quiero salvarme sino identificar los patrones disfuncionales: las maneras como evito, como me salgo de mi cuerpo para solucionar en mi mente lo imposible. Cuando era más joven me salvaba haciendo dieta, modificando mi cuerpo, encajando en un molde hasta perder mis formas, mi particularidad. Creía que así mejoraría mi autoestima y que me sentiría mejor. Pero no fue así, el vacío siguió creciendo. No sabía que debía aprender a ser mejor sintiendo. Más adelante, no hice dietas; de esa trampa me zafé, pero seguía salvándome, evitando, buscando certezas donde no había.

Quería sentirme mejor, pero no lo logré.

Derribo, poco a poco, estructuras mentales que forjé en mi interior. Surgen nuevas ideas, se prende la curiosidad que previamente era imposible porque el miedo no permite el estudio curioso de la experiencia. Abordar *el permiso para existir en el cuerpo* requerirá de nuestra capacidad para imaginar y asombrarnos, lo cual no será una operación racional: será un sentir.

En esta parte no pretendo convencerte de nada. Ni siquiera de que ames tu cuerpo. Ojalá lo hagas, pero no enumeraré razones de por qué debes hacerlo. No te diré que tu cuerpo es hermoso; no lo amarás por bello, porque tu piel sea tersa o se te vean estupendos los *jeans*. Tampoco lo amarás porque esté saludable, pues la salud, por más deseable que sea, fluctúa y escapa a tu control. Estas razones inestables, perecederas, no serán el suelo para construir algo. *Mi intención es que seas tu cuerpo, desde hoy hasta que te mueras y que esto despierte la consciencia de que tu cuerpo y la vida son un mismo elemento: no se necesitan razones; simplemente existes, experimentas la vida sabiendo que eres la vida misma desde un cuerpo que no se separa de nada.*

El *permiso incondicional para existir en el cuerpo* es tan generoso que lo incluye todo, incluso enfermar. Durante el tiempo que fui parte del grupo en línea de la psicóloga Sula Windgassen, compartí con personas que enfrentan el desafío de convivir con alguna dolencia o enfermedad. Qué gran reto permitir la enfermedad, permitir los síntomas, dejarlos ser, hacer las paces con la manera como abren grietas en la normalidad e irrumpen en nuestras actividades diarias. Sin embargo, mucha gente logra hacerlo. Seguramente, después de negarla o luchar, al final se entregan a su experiencia. Los síntomas no les gustan, pero entienden que se vive mejor cuando se elimina la capa de sufrimiento que sí depende de ellos: la batalla en contra de lo que ocurre.

Después de trabajar durante unos meses con Sula, descubrí *Curable*, una aplicación que ayuda a los usuarios a entender cómo las emociones y pensamientos impactan la salud. En un episodio del pódcast de *Curable,* el psicoterapeuta Alan Gordon, autor del libro *The Way Out* y especialista en el papel de la plasticidad del cerebro y el sistema nervioso en la experiencia del dolor y los síntomas crónicos, comenta: "Veo el mundo como lo veía Neo en La Matriz, como unos y ceros". Se refiere a que, no importa si se trata de dolor de espalda, migraña o fibromialgia, las dolencias asociadas a síntomas neuroplásticos —es decir, las que no responden a tratamientos convencionales y no tienen un origen estructural— se tratan de la misma manera.

La aplicación de salud *Curable* también considera la ansiedad y el insomnio como dolencias neuroplásticas, es decir, trastornos causados por patrones neuronales que se forman y se mantienen según cómo interpretamos, reaccionamos y actuamos frente a los síntomas. Según este enfoque, si nuestra atención se fija de manera persistente en la molestia, se fortalecen estos circuitos neuronales que perpetúan los síntomas, pero este proceso es reversible. Ante un diagnóstico de colon irritable, por ejemplo, si nos enfocamos en los síntomas con excesiva hipervigilancia y respondemos con estrategias de evasión, como no ir a eventos sociales por miedo a la comida, el malestar se puede exacerbar o perpetuar.

Frente a la atención en los síntomas, pienso inevitablemente en la tendencia natural que tenemos de querer aliviarlos eliminando grupos de alimentos; que nos creemos alérgicas o intolerantes a una cosa, a la otra; que dejamos el gluten sin razón; que abandonamos comidas amadas porque creemos que nos generan síntomas. Me pregunto: ¿qué tanto de todo eso corresponderá a la manera como el cuerpo reacciona a nuestras interpretaciones, a las creencias sobre comidas que son "veneno"?

Si bien existen las intolerancias, alergias y demás reacciones adversas a ciertos alimentos, vivimos en una cultura de alto terrorismo alimentario que prende sin razón las alarmas de nuestro sistema nervioso. Con Sula aprendí la importancia de los hábitos consistentes con la comida. Lo mismo me dijo mi médico cuando sugirió que me tranquilizara y comiera lo que quisiera comer. Ya había pasado meses quitando alimentos, estresada al mínimo asomo de síntomas al comer, saltándome comidas, inventándome categorías de comidas "seguras" e "inseguras". Estas conductas de seguridad (más intentos de salvarme) exacerbaron mis síntomas.

En todo caso, en ese año de desregulación, busqué ayuda porque no supe manejar por mi propia cuenta un tema médico que no solo tenía que ver con mi fisiología, sino que también se entrelazaba con mi interpretación de la ansiedad, mi reacción a los síntomas y el hecho de que estaba acompañando a mi madre enferma. Necesité apoyo creando una nueva seguridad desde conductas basadas en evidencia que fomentaran la calma. El resultado de mis esfuerzos ha sido positivo porque, aun cuando las sensaciones y síntomas todavía están presentes (en menor medida), entiendo más sobre un cuerpo que es la vida misma. Tengo menos miedo.

Como sucede siempre en la naturaleza, hay derrumbes y tormentas, pero mi cuerpo sabe calmarse igual que el océano se calma a sí mismo. No somos materia que se desajusta porque sí; somos una constelación de elementos: lo que pensamos, sentimos, cómo vivimos, lo que creemos sobre el malestar mismo. Más maravilloso aún, nada está escrito en piedra. Podemos modificar nuestras formas de responder, lo que creemos de la incomodidad, si nos creemos capaces o no de afrontar la vida.

Te hablaré de *ser el cuerpo*, también de no ser el cuerpo, de vivir desalojadas, sin cuerpo. ¿Qué nos aleja? ¿Qué impide la entrega? Señalar a la cultura en sus faltas es un recurso poderoso; vale la pena afinar el ojo crítico para saber por dónde se cuela con sus preceptos perjudiciales que fomentan las guerras corporales. Pensamos el cuerpo sin sentirlo, lo encajamos, catalogamos y patologizamos. La cultura nos engañó: caímos en la trampa del cuerpo como lugar de lucha y monitoreo constante, de creerlo un proyecto que debe ser perfeccionado desde la fuerza de voluntad. Nos obsesionamos con el cuerpo: compramos toda suerte de productos y servicios porque es imperativo que sea bello y esté sano. Pero esto no implica que sepamos respetarlo y apreciarlo. La cultura y sus mandatos nos mintieron durante años, y paralizamos la vida esperando lucir como alguien que no somos y no seremos. Perseguir el cuerpo futuro e ideal es lo que hacemos porque el miedo a engordar, a dejar que "el animal suave que es nuestro cuerpo ame lo que ama", como dice Mary Oliver, nos aterroriza más que morir.

No subestimemos el poder de la poesía, del arte, de la emoción, como impulso para crear modos de ver: es la poesía que siente la vida, por ahí penetramos un activismo con mayor alcance. Nada funciona mejor que la suavidad de la autocompasión porque nos permite reconocernos entrañables, ocupando un espacio que vale la pena. Nos acercamos sin herir; más bien, con curiosidad por develar nuestros universos, por sentirnos y disfrutarnos desde lo que somos. Pienso en cómo se vería una verdadera libertad corporal. Se me estira la imaginación porque semejantes anchuras solamente caben en un mundo no visto. No sabemos sobre apreciar la poesía de cada cuerpo. ¿Cómo mirarnos entre nosotros sin ver, inmediatamente, formas de catalogarnos? ¿Cómo mirarnos a nosotros mismos y no hacer lo mismo? La cultura ha sido jerárquica, binaria, polarizante y nos enseña la insatisfacción. Me inclino por un activismo poético que siente, que se enciende desde el amor y que no por ser poético será complaciente. Por el contrario, damos un paso atrás para observar el daño, lo que sentimos cuando odiamos el cuerpo, cuando creemos en cuerpos "normales" y en otros que no dan la talla.

Reescribir la narrativa del cuerpo es un trabajo poético y activista que cada cual hace y que también hacemos en colectivo. Miro a mi alrededor y veo las grietas en este viejo mundo: algo se destruye muy al fondo, da paso a nuevas formas. La gente está cansada de encajar donde no cabe. Sin duda, esto lo veo en la relación con el cuerpo y la comida de muchas de las mujeres con las que trabajo en mi práctica. Ellas llegan al maravilloso fondo de haber persistido en estrategias inoperantes. Si la dieta número cuarenta solo empeoró la situación, si el cuerpo que tienen pelea con el cuerpo que "deberían" tener, si están contra la pared, se abre la esperanza del lugar de no escape.

Te invito a considerar *el permiso incondicional para existir* en tu cuerpo presente porque será una puerta a inimaginables oportunidades: la confianza en el cuerpo se traduce en confianza en tu diseño humano, en la vida misma. Sé que es un plan ambicioso, pero si se asoma algo de curiosidad, me doy por bien servida. He visto que en mis sesiones de *coaching* se despierta algo no descrito en los materiales educativos: un cambio en la manera como las mujeres encarnan su cuerpo; de repente, ya no está lejos, ellas son su cuerpo. Esta intimidad la protegen porque lo cambia todo. No importa si no son bellas dentro de los cánones hegemónicos. Es irrelevante, porque su belleza es de otro tipo, más parecida a la de una montaña, un glaciar o un cardumen; es una belleza que existe porque ellas existen, no requiere nada más. Es una belleza que sienten y hacen propia. De esta intimidad deriva la poesía de existir en esta tierra ocupando un espacio. Como dice Mary Oliver: *Es cosa seria / estar vivos / en esta mañana fresca / en este mundo quebrado.* No veremos el milagro si estamos ocupados "solucionándonos" para encajar con un cuerpo inerte del que no sabemos nada.

Como dijo Merleau-Ponty, sabemos lo que sabemos a través de la experiencia, no del intelecto; y a las experiencias de mejor calidad, a la posibilidad de sentirnos vivos de adentro hacia afuera, llegamos cuando finalmente aterrizamos en el cuerpo.

Ser el cuerpo

Un día publiqué en redes sociales una imagen que decía: "Eres más que tu cuerpo". El enunciado fue recibido con entusiasmo. Para muchas, se siente bien ser más que el cuerpo, desatarse de la carne, quedarse con los intangibles —el coraje, el amor, el asombro— y, finalmente, descansar de la ardua búsqueda de la belleza. Al final, la apariencia del cuerpo femenino ha sido un amarre, un sedante que, como dice la feminista Naomi Wolf, anestesia a las mujeres, les impide rebelarse al obligarlas a monitorearse sin descanso.

Nos cosifican y nos cosificamos a nosotras mismas, menciona la filósofa estadounidense Susan Bordo en su libro *Unbearable Weight: Feminism, Western Culture and the Body* (1993), que explora la manera en que las mujeres nos vigilamos y corregimos; no sabemos soltar el ojo disciplinante. La autocosificación está correlacionada con un peor desempeño académico y deportivo, con una vida no vivida, porque no podemos entregarnos a la experiencia y monitorearla desde afuera simultáneamente. La energía que usamos para vigilarnos se disipa a la nada: si la barriga está adentro, si se salió la papada, si el brazo está muy grueso... Nos observamos como quien observa un objeto, una vasija, una vitrina.

Por eso, el movimiento *#bodyneutrality* (que surgió después del *#bodypositivity*) propuso pensar el cuerpo desligado del constructo de la belleza, sugiriendo que su importancia radica en su funcionalidad, no en su apariencia. De esto hablan Lindsay y Lexie Kite cuando dicen "Tu cuerpo es un instrumento, no un ornamento". Hay sabiduría ahí, el cuerpo no requiere de la belleza, se la salta, enfocándose en el cuerpo como vehículo. Con el cuerpo amamos, sentimos, abrazamos, bailamos, lloramos. "Para ver más, sé más", dicen las hermanas Kite, refiriéndose al proceso de soltar la obsesión con los estereotipos de belleza e involucrarse con las experiencias que dejamos de lado al alocar tanta energía en esta obsesión. Sé que la neutralidad corporal es terapéutica para muchas mujeres que necesitan desprenderse de la tiranía de percibirse como cuerpos-objeto que existen para agradar a la mirada externa.

La neutralidad es sabia al llamar las cosas por su nombre, sin juicios o significados ocultos. Por ejemplo, decir: "Tengo los pies grandes, manchas en la piel, mi pelo es crespo, mis muslos se rozan entre ellos". La escritora Ursula K. Le Guin contaba que cuando la gente joven le decía "No estás vieja. La edad está en la mente", ella respondía: "Soy vieja, tengo más de ochenta años. La vejez le ocurre a la gente vieja". No es un insulto; es un hecho de la vida. No hay positivismo que permita escapar esta realidad básica.

Algo similar ocurre cuando a la gente gorda le dicen: "No eres gorda, eres bella" (¿se excluyen mutuamente?). La negación de la realidad es ofensiva. Por eso, el activismo gordo reivindica la palabra *gorda* como descriptor neutro. Llegará el día en que podamos recibir los hechos de la vida sin miedo; el día en que palabras como *gorda* o *vieja* se digan con la misma naturalidad con la que nombramos las estaciones, los diferentes tipos de árboles o de flores (y sepamos que la vida es bella precisamente por esta diversidad). Entonces, ya no necesitaremos de un movimiento.

No requeriremos de movimientos, *hashtags* o activismo corporal cuando sepamos que el cuerpo *nos conecta con la vida porque es la vida*. Me acuerdo de un video viral en redes sociales en el que un hombre mira a un bebé fijamente a los ojos y le dice: "Eres trascendente, eres carne, mirarte es mirar galaxias". Lo he sentido cuando le propongo a mi hijo que nos miremos, que nos quedemos serios y el primero en reír pierde. Sus ojos son un túnel sin fondo que me devuelve a mí misma, como dos espejos, dos misterios. Hay tanto que no sé sobre mi cuerpo: cómo funciona el duelo en él, cómo vive mi mamá dentro de mí, cómo es que a veces mi cuerpo sabe cosas que yo no sé. Si me toman una radiografía, mostrará un pedacito de lo que es, la punta del *iceberg* apenas; es lo mismo que preguntarle a un humano cómo es el mundo de las abejas: puede darte datos, pero realmente no lo comprende.

El cuerpo es un verdadero misterio. No en vano ha sido objeto de toda suerte de advertencias y obsesiones. Corrientes religiosas han promovido un desprendimiento de la carne, que "jala hacia abajo" e impide el ascenso al cielo; las monjas del medioevo ayunaban con severidad como muestra de devoción (los primeros TCA); en la mística cristiana del Barroco, el cuerpo era simultáneamente un espacio de emancipación y tormento. Yo me quedo con el misterio de un cuerpo que pesa, que toca el suelo, que me repatria a un domicilio vinculante: soy el oxígeno que entra, los minerales de mis huesos que alguna vez fueron corales, suelos; soy piel vieja que voy dejando por ahí, que se comen los insectos, que se vuelve polvo, que nunca desaparece.

Mi cuerpo se imbrica con la existencia, un fenómeno contrario a la cosificación de criticarnos por partes, de diseccionarnos, de señalar nuestras "áreas problema". Eve Ensler, autora y activista, cuenta en *The Good Body* que su relación con su cuerpo —especialmente con su estómago— ha sido similar a tiranizar un pequeño país. Ha procurado educar, sedar y atormentar a su panza. Glennon Doyle, escritora y activista, no imagina el activismo que ofrecería al mundo si tan solo pudiera sellar la fuga energética que supone escuchar esa voz disciplinante que la instiga a controlar el tamaño de su cuerpo.

Nos concebimos como un "proyecto" a resolver: un cuerpo que la mente instruye, domina, esculpe. El dualismo entre cuerpo y mente que surgió en el siglo XVII aún persiste cuando tratamos a nuestro cuerpo como un problema a resolver, como mera masa que recibe instrucciones de una sustancia superior: la mente. El filósofo francés René Descartes articuló el sentir de su época al proponer la separación entre mente y cuerpo. En su libro *Antropología del cuerpo y modernidad*, David Le Breton afirma que el cuerpo es una construcción social y cultural: poseemos un cuerpo, percibimos que tenemos un cuerpo, gracias al desarrollo del individualismo que se dio en occidente a partir del Renacimiento. Entre los siglos XVI y XVIII, dice Le Breton, nace el "hombre" de la modernidad, un individuo que se separa de sí mismo para comprenderse como sujeto aparte de su cuerpo.

Sí: no sabemos cómo ser un cuerpo.

No sabemos cómo ser un cuerpo que decae, que enferma, a veces engorda, adelgaza; un cuerpo que no podemos controlar. Es desconcertante; en esta sociedad enfermar, engordar o envejecer es un fracaso. En su libro *What We Don't Talk About When We Talk About Fat*, Aubrey Gordon, activista gorda, menciona que la gente gorda suele ser percibida como cautiva de su corporalidad, dominada por su cuerpo, mientras que la delgadez se asocia con una mente capaz de imponerse al cuerpo.

Por cierto, Gordon también propone extender la conversación alrededor del cuerpo más allá del *bodypositivity* o *bodyneutrality* para abarcar una verdadera justicia corporal o *bodyjustice*. En lugar de intentar controlar al cuerpo, decirle cómo debería comer, cuánta hambre sentir, cómo lucir, ¿qué pasaría si nos supiéramos cuerpo en el mejor sentido posible? ¿Qué pasaría si nos supiéramos un cuerpo suficiente que no tenemos que doblegar o superar, sino encarnar para que nos revele lo confiables que somos? No requeriríamos de movimientos o de la glorificada fuerza de voluntad. No tendríamos que "sacarnos adelante". Seríamos como semillas que no necesitan hacer esfuerzo para germinar, porque su propio diseño se encarga, las vuelve planta.

Ángela, mi consultante, me contó que hace años sufrió un accidente cardiovascular que ahora le está afectando la memoria. Tuvo que someterse a un exhaustivo examen neurológico de varias horas en el cual le hicieron muchas preguntas sobre su pasado. A sus hijas también las llamaron para preguntarles sobre su madre, sobre la crianza que tuvieron. Mi consultante, una mujer de casi setenta años, pensó que sus hijas dirían que había sido una madre deficiente, pero se sorprendió al oírlas hablar sobre cómo ella les leía cuentos en la noche, cómo les cocinaba cosas ricas. Mi consultante está en un proceso de suavizarse con ella misma, de saberse suficiente y de reconocer el gran valor de su historia de vida. Llegó a mí porque sentía que la comida le ganaba. Con el paso de las semanas fue viendo que sí sabe comer y sí sabe elegir; sobre todo, sabe que es confiable. "Sé que podré enfrentarlo como he enfrentado todo en mi vida. Mi cuerpo está conmigo", me dijo Ángela en una sesión. Cuando lo dijo, pensé en mi insomnio. Es todo lo mismo: mi cuerpo sabe lo que hace; sabe dormir porque tengo la noche instalada en mi cuerpo. Él sabe cómo liberar melatonina, regular sus ritmos, sabe soltarse. Yo debo dejar de intervenir.

Así que, entre más entro en mi cuerpo, más me repatrio. No quiero dominarlo; además, si ando incorpórea, la mente, que es vertiginosa, se inventa un sinfín de cuentos: nos atrapó una bacteria, se murió alguien o estamos sin casa. Estos productos catastróficos de la mente rara vez se realizan, pero sin arraigo en el cuerpo, sin acceso a la intuición, al acervo de información corporal, ocurren fatalidades como tenerle miedo al miedo, que es verdaderamente intolerable. Somos las cabezas flotantes que van y vienen: cabezas que trabajan, cenan, recogen a sus hijos de la escuela sin tocar, ni una sola vez, el suelo con los pies.

Por eso, esta sensación de llegar me conmueve; llegamos a un cuerpo con una atmósfera que se presta para todo tipo de vida cálida. Como una viajera cansada que arriba a su destino, como terrícola en Marte, no pienso moverme ni un centímetro de donde la vida nace para mí: *desde el cuerpo se siente la vida.* De hecho, nace y muere.

El doctor BJ Miller, fundador del hospicio Zen, ubicado en San Francisco, Estados Unidos, dice que las personas que están al borde de la muerte encuentran una fuente cálida de vida en el mundo de las sensaciones corporales; están enfermas, no tienen apetito, pero preparan galletas con chips de chocolate, se ríen mientras amasan y huelen los ingredientes. Su conexión con al menos uno de sus sentidos los enchufa a la vida y a la curiosidad. Sus sentidos están ahí para ellos cuando los placeres más sencillos son el regalo más grande.

Mi mamá supo disfrutar de muchas cosas en sus últimos años. No la olvidaré saboreando su queso favorito, su café con leche, su pedacito de pan con mermelada y mantequilla.

Mucha gente dice que uno debe recordar a quien murió cuando estaba bien, cuando estaba saludable, no en una cama y con tantas dolencias. Yo quiero acordarme de todo. Quiero recordar a mi mamá con salud; la mejor abuela, siempre dispuesta a enseñarle cosas a mi hijo, Cristóbal, siempre interesada en mi vida. La quiero recordar enferma, porque así, en cama, flaquísima, me dio regalos preciosos: me asombró su calma, su capacidad de disfrutar lo más sencillo, su humanidad, su miedo, su coraje, su rabia. Me quedo con todo. Su dolor no fue en vano porque se transmutó en regalos para mi familia. Nuestro sistema se ordenó; a todos nos ofreció algo que necesitábamos. Por cierto, mi mamá se murió el 9 de diciembre de 2023, el mismo día que se casó mi hermano, que llevaba ya dos años posponiendo su matrimonio. Ese día se casó, ella se murió, y esa noche celebramos y bailamos con más ganas que nunca porque nada se sintió como una coincidencia, sino como una ofrenda.

Qué asombrosa es la vida.

A la escritora Suleika Jaouad, una bellísima mujer que fue diagnosticada con cáncer a sus veintidós años y posteriormente a sus treinta y tres, le preguntan si vive sus días como si fueran el último. Ella responde que no, porque pensarlo así le causa ansiedad. Más bien, dice, vive sus días como si fueran el primero: con ojos frescos de estudiante, de niña, que le permiten maravillarse con los detalles de vivir. El psicólogo Dacher Keltner, quien ha investigado el poder del asombro como emoción humana, lo describe como la capacidad de percibir lo trascendente: esa sensación en el cuerpo cuando la piel se eriza ante lo incomprensible, ante lo que intuimos que nos compete, pero al mismo tiempo nos excede. Según Keltner, el asombro es una emoción que se practica y fortalece, que nos permite interesarnos genuinamente en los otros, en el entorno, disolviendo la separación entre el *yo* y el *no-yo*. El asombro lo sentí observando a mi madre morir. Supe que un día estaría ahí, muriendo, pero sentí menos miedo porque ella lo hizo antes que yo, y algo me dijo que cuando llegue mi hora, lo haré como lo hizo ella, que se entregó, dejó su cuerpo. Algo superior la acogió, la desprendió, y me pasará lo mismo.

Haber vivido esa experiencia con mi mamá, me recuerda el trabajo de Keltner y, también, a la frase del escritor James Baldwin: "Creo que es mejor no saber lo que no sabes; de esta manera puedes crecer con el misterio mientras el misterio crece en ti. Pero, estos días, claro, todos saben todo, por eso, hay tanta gente perdida". Al fin y al cabo, ¿qué tanto podemos entender de un cuerpo hecho del mismo material que las estrellas?

Hace poco, un amigo me contaba de una sesión de terapia Feldenkrais en la que al mover un brazo para un lado lloraba y al moverlo para el otro reía de manera espontánea, sin poderlo controlar. En la noche, cuando mi hijo está a punto de quedarse dormido, hago el ejercicio consciente de saborear el momento: huelo su pelo, lo miro al detalle, me estremece su ternura, la manera como se vuelve una bolita con sus piernas, agarra su peluche y se enrolla para dormir.

¿Qué impide que nos entreguemos a la experiencia de la vida confiando en que ya tenemos todo lo que necesitamos?

Ya lo dijo Merleau-Ponty: el cuerpo es el medio por el cual tenemos un mundo. Es un cuerpo sintiente que permite las experiencias de vida. Y sí: mi cuerpo le ayuda a mi hijo a conciliar el sueño; se acuesta a su lado, lo reconforta y lo calienta, mientras él va cerrando los ojos para dormir.

Escribir para sanar

1. ¿Cuánto de tu energía diaria se va en pensar en tu apariencia?

2. ¿Podrías identificar momentos en tu cotidianidad en los que te desconectas de ti misma y te preocupas por cómo te ven los demás? Considera el costo de incurrir habitualmente en esta desconexión.

3. ¿Cómo se vería tu día si tu apariencia no fuera un factor que determinara tu valor?

Belleza/violencia estética

Me pesqué una cana el otro día y pensé: "He vivido". Soñé con ser una ancianita que se reúne con sus amigas y siente compasión por la juventud y sus afanes. Quise envejecer con Camilo, hablar con él de todo, de nada, hasta que él cumpla ciento tres años. La violencia estética, el edadismo (la discriminación basada en la edad) y el capacitismo (la discriminación basada en las capacidades del cuerpo) promueven la idea de que debemos aborrecer el paso del tiempo, pero es afortunado quien llega a viejo, aun cuando duelan los huesos y quién sabe qué más.

No me molestan mis arrugas, las canas que llegan, la manera como la piel pierde elasticidad. En el espejo veo belleza; no del tipo juvenil, sino la belleza de conocerme, de haber pasado largos ratos conmigo, de considerarme una buena compañía. Me acuerdo de Krishnamurti y su idea sobre la manera en que las cosas se vuelven sagradas: simplemente las miras durante un tiempo largo. Pon una piedra en tu mesa de noche y mírala con atención. Con el tiempo, esta piedra será sagrada para ti.

Mis consultantes no necesitan ajustarse al ideal hegemónico de la belleza para tener una buena relación con su cuerpo. Veo mucha belleza en todas ellas. Nunca les digo: "¡Ah, qué bonita eres!". Me lo guardo, pero su belleza es un universo que se despliega. No se trata de cómo están vestidas o si siguen la última tendencia; se trata de cómo se extienden dentro de sí mismas y acogen su profunda humanidad. La belleza requiere fondo. Lo pando se la pierde. A mis consultantes les digo que no necesitan la belleza para tener una relación amable con su cuerpo, porque el ideal de belleza que la cultura nos ha impuesto —tipo modelos de pasarela, actrices de Hollywood (también incluye figuras *curvy*, pero máximo como JLo o Kim Kardashian)— es una meta que perseguimos, pero que rara vez alcanzamos.

Creamos una cultura que promueve los desórdenes alimenticios, el rechazo al cuerpo, la obsesión por la apariencia, especialmente, en mujeres jóvenes, como se evidencia en estudios realizados al interior de Meta, que sabe del efecto adverso de la exposición constante a cuerpos idealizados en la salud mental de jóvenes adolescentes[21]. Es la tormenta perfecta: un mundo de redes sociales, cultura de la dieta, gordofobia, violencia estética. Una tormenta que se abalanza principalmente sobre las mujeres, quienes escuchan una voz disciplinante que las "motiva" a buscar su mejor

---

21 Garcia, R. L., Bingham, S., & Liu, S. (2022). "The Effects of Daily Instagram Use on State Self-Objectification, Well-Being, and Mood for Young Women". *Psychology of Popular Media, 11*(4), 423–434.

versión. Persiguen su mejor versión cuando se inscriben en gimnasios a los que nunca van, compran pastillas que suprimen el hambre o pasan largos ratos inspeccionando su apariencia con una mirada violenta. Esta violencia agarra a las mujeres con las que converso: es trágico, realmente, cuando una mujer está segura de que su cuerpo, tal cual es, no está listo para irse de paseo, iniciar una relación, ponerse un vestido de baño o bailar una canción.

El cuerpo siempre está listo para la vida. Así como es, con sus manchas naturales, con sus pliegues, con los dientes que se desorganizan. Tenemos días de mala imagen corporal, que es normal. Hay días en que todo nos cuadra, nos gustamos, y otros en los que nos sentimos prácticamente un alienígena. Ocurre porque la imagen corporal se procesa diferente según nuestro estado de ánimo, hormonas, etcétera. No importa: el cuerpo está listo para sentir la vida, con lo que esto conlleva: lo duro, lo delicioso, lo abrumador o aburrido, todo. Está listo para dejar salir emociones reprimidas que enterramos en la memoria, para expresar lo que necesitamos, así sea vía síntomas que creemos que nos desbaratarán, pero que a veces nos despejan el camino. Está listo para enamorarse o desenamorarse, para llevar un duelo, para una remodelación interna, para aprender la autocompasión por primera vez, así sea a los ochenta años.

No necesitamos el modelo hegemónico, esa "belleza" que ni le sirve a las modelos porque cada año aparece una diciendo que come bolas de algodón, cosas así de horribles, para verse como se ve. La belleza que nos interesa viene de la intimidad que establecemos con nuestro cuerpo. La belleza que sirve deriva de tener el corazón dispuesto a involucrarnos con nosotras mismas, con nuestro interior y nuestros procesos de crecimiento. Si nos ponemos atención a nosotras mismas, nos vamos a gustar; mis consultantes han podido comprobarlo. Se ven atravesar sus procesos y la belleza que ven en el espejo no tiene nada que ver con parecerse a otra persona; por el contrario, son bellas porque se pertenecen a sí mismas. Si se gustan en el espejo, si les gustan sus muslos, sus brazos, su sonrisa, maravilloso. Incluso las mujeres que me han dicho que no se miran en el espejo porque nada les gusta terminan encontrando algo que no les molesta, algo neutro, y a veces más adelante encuentran algo que les agrada, por sencillo que sea: la línea de su cuello, el color de su pelo, la forma de sus dedos.

Pero es aún mejor cuando la belleza emerge porque se conocen íntimamente, porque han penetrado su mundo interior, han librado batallas privadas. Ahí, la belleza no tiene bordes, se despliega en todas las direcciones, como un universo en expansión. Esa belleza viene de la mano con el asombro porque, de repente, nos sentimos la vida misma.

Cuando era una adolescente que peleaba con su cuerpo, no indagué en un sentido expansivo de la belleza. Por el contrario, estreché el concepto aún más al considerarme "más linda" que la mayoría. Usé la belleza para compensar el no saber qué decir o cómo actuar. Mi trabajo era verme linda y encantar a los hombres, una tarea dura porque la belleza es un escudo de papel que se moja y se diluye. Siempre había una mujer más bonita que, además de linda, no era introvertida, como yo sí lo era. La belleza no me protegió, sino que forjó muros que no me dejaban salir a tomar el sol, correr por la playa, relajarme. En fin, no sirvió para casi nada real o de provecho. Aun cuando la belleza es un privilegio que abre puertas en este mundo, identificarse con ella es como nadar con una piedra: tarde o temprano te va a hundir.

Hoy en día, no me apoyo en la belleza; además, la cultura solamente lo permite si eres joven. El cuerpo cambiante no juega. Soy mamá con cicatrices y marcas de mamá, y quedé fuera. Tengo los años suficientes para ver el fraude, prescindir de él, aun cuando todavía me gusta verme bonita a mi estilo: me pinto los labios rojos y me revuelvo mis crespos y ya está. Mi sensualidad no se pierde, por el contrario, aumenta, porque soy una mujer que no se esconde. Desafortunadamente, hoy en día acudimos a una "belleza" curada, un mosaico de *yos* que subimos a las redes sociales, aplicando filtros que alisan la piel y afinan las facciones. Después de los catorce intentos de tomarnos la *selfie* perfecta, con el ángulo, la luz y el filtro correcto, ya ni estamos en la foto. No se nos ocurre que lo más interesante es lo que hay detrás de esa *selfie* que posteamos: tal vez, nos levantamos en la mañana con algo de tristeza o tomamos la foto sintiendo un ligero temblor en las piernas. Me gustaría saber más sobre esa sensación: ahí me conecto yo.

"La belleza es la sonrisa de la verdad cuando contempla su propia cara en un espejo perfecto", dijo el poeta bengalí Rabindranath Tagore. Ese espejo importa porque revela la belleza que no se compra, la de afuera y la de adentro. Tanto puede ser bello... Incluso son bellas las particularidades externas: los bultos, las marcas, la piel que se pliega, que cambia. Esta belleza vive más allá de los moldes. La cultura ha secuestrado nuestro sentido de belleza para doblegarlo y reducirlo; lo logra en la medida que no sepamos en dónde está la belleza.

Para mí, lo bello aflora cuando presto atención a la vida, cuando descubro que la persona que inicialmente no me pareció bella tiene una sonrisa que emana luz, que su voz se siente bien en mi piel. Ocurre con nosotros mismos: nos prestamos atención y en el coraje, en el cariño, en el cuerpo que cuenta una historia que conocemos bien, encontramos más belleza de la que podemos contener.

Escribir para sanar

1. ¿De qué manera los estándares de belleza que has interiorizado afectan tu percepción del propio valor y el bienestar emocional? ¿Cómo puedes redefinir tu relación contigo misma desde una perspectiva más auténtica y liberadora? ¿De dónde vienen las ideas que tienes sobre cómo "debería" verse tu cuerpo? ¿Cuál es tu ideal de belleza?

2. ¿Qué mensajes recibes diariamente sobre cómo "deberías" lucir y comportarte? ¿Cómo puedes identificar, cuestionar y transformar esas influencias para construir una identidad que celebre tu diversidad y singularidad más allá de los cánones estéticos? ¿A quién le sirve que te mantengas distraída luchando con tu cuerpo?

3. ¿Qué te enseñaron sobre tu valor cuando eras niña o adolescente? ¿Qué quieres creer hoy sobre tu valor en el mundo?

4. ¿Qué tipo de contenido consumes que refuerza la idea de que tienes que cambiar tu cuerpo? ¿Qué crees que pasaría si dejaras de consumirlo?

La naturaleza que es el cuerpo

El otro día se me ocurrió algo sobre el ácido gástrico que se me sube a la boca: tal vez no sea una dispepsia ni un reflujo gastroesofágico terrible. La manera como describimos las cosas importa —lo aprendí con Sula y con *Curable*—, así que quise llamarle un fenómeno vivo, una reorganización de mi cuerpo, una placa tectónica que se reajusta. A veces, nuestras interpretaciones asfixian las posibilidades; sobre todo, cuando sentencian. "Este ácido nunca va a ceder", pensé en algún punto. En los escenarios catastróficos nos preguntamos: "¿Y si pasa lo peor?", "¿Y si no podemos manejarlo?", "¿Y si morimos?". Hace poco escuché que sería apenas justo imaginar escenarios que empiezan igual, pero terminan con desenlaces estupendos: "¿Y si mi cuerpo es confiable?", "¿Y si esto que está pasando me ayuda a crecer de formas que ni puedo imaginar?".

A estas posibilidades llegué después de haber intentado todo por solucionar el asunto del ácido sin éxito. Pensé que mi ácido era ira. Decidí que tenía que "solucionar" mi ira, mirarla fijamente, hablarle, perdonarla, no sé... Tenía que encontrar dónde estaba el trauma, arrancarlo de mis células, resolverlo de golpe. ¿Y si mi ira se debe a que mi mamá no me leyó cuentos cuando era chiquita? ¿Y si tuve miedo en la noche? ¿Y si mi cuarto de niña era oscuro?

Me reí cuando el terapeuta Joshua Fletcher mencionó en su pódcast que en una etapa de su desorden de ansiedad se dedicó a buscar el *pensamiento milagroso*: la raíz de sus traumas, una idea escondida en su memoria que, si lograba encontrar, destrabaría su dolor. Nunca dio con tal pensamiento. Lo buscó afanosamente, lo cual incrementó su ansiedad porque la presión por encontrarlo agudizó su percepción de alarma. Yo tampoco encontré esa raíz misteriosa de mi rabia, de mis traumas. La busqué en los archivos de mi memoria, revolqué todas mis carpetas. Insistí mucho, quería resolver mi situación, pero lo único que logré fue adentrarme más en mi rumiación, ponerme más presión.

Escuché una charla de las terapeutas Christie Uipi y Callie Klebanoff, proponentes del modelo *biopsicosocial* para manejar síntomas de origen neuroplástico, y entendí que mis síntomas eran sabios (más de lo que puedo entender). Cuando experimentamos dolor o síntomas crónicos sin aparente causa tendemos a considerarlos una entidad externa que nos daña, que obstaculiza nuestra vida, pero en esa charla Klebanoff dice: "Tus síntomas te permiten sentir las emociones reprimidas que no habías podido sentir".

Reprimir las emociones impacta al cuerpo de manera negativa: puede alterar el funcionamiento de nuestro sistema nervioso e inmunológico e, incluso, afectar la diversidad de nuestra microbiota intestinal.[22] Las emociones reprimidas son un factor de riesgo para el desarrollo de síntomas extraños y recurrentes; también lo es el perfeccionismo, la tendencia a querer agradar y a preocuparse. De repente, lo vi, me vi: emociones reprimidas, tendencia a la preocupación, claro, mi ácido no es un agente extraño, caprichoso y ajeno a mi historia de vida. Mi cuerpo se manifestó en un momento de estrés, provocado por la inminente muerte de mi madre; emergieron emociones aplastadas bajo capas de sedimento que, apenas vieron un escape, se lanzaron con fuerza hacia afuera. Llegué al final de mis preocupaciones, abandoné mis elucubraciones mentales, la búsqueda del pensamiento milagroso: no había nada que resolver. No tuve opción sino sentir.

Klebanoff dice que es clave preguntarse: "¿Cómo me siento frente a mis síntomas? ¿Tengo miedo, angustia, impotencia, tristeza, soledad?". Frecuentemente, lo que sentimos frente a los síntomas es lo que yace bajo los síntomas, lo que necesita ser sentido, legitimado, procesado. Ese año sentí que los síntomas me superarían, que perdería el control, que no podría manejar lo que venía. Sentí miedo y pensé que mis extraños síntomas digestivos habían irrumpido en mi vida como un desastre natural devastador, como un ciclón que arranca árboles y levanta

---

22 Panagopoulou, E., Kersbergen, B., & Maes, S. (2002). "The Effects of Emotional (Non-) Expression in (Chronic) Disease: A Meta-Analytic Review". *Psychology and Health*, 17(5), 529-545.

carros. Creí que si desaparecían, retomaría mi vida, el miedo desaparecería. Pero estaba equivocada. Los síntomas le abrieron la puerta a un miedo preexistente, a mis creencias limitantes sobre ser incapaz y frágil. Permitieron que entrara la luz, de manera que pudiera sentir ese dolor sin la capa adicional del miedo al miedo. No creo que este proceso de tremenda sabiduría haya concluido, aún lo transito, pero ya pasó el momento más crudo, el periodo de supervivencia.

El enfoque *biopsicosocial* no pretende ubicar una sola causa de los síntomas, un pensamiento mágico, algo que te salva, que te cura. Al final, tendrás que abordar tu fisiología (nocicepción, sistema nervioso, sistema inmune, dieta, hormonas), tu psicología (creencias, autoestima, perfeccionismo, interpretación de los síntomas, conductas de seguridad, recursos emocionales) y tu contexto social (apoyo social, estrés laboral y financiero, acceso a servicios de salud, estrés ambiental, discriminación), lo cual despliega un universo de información útil. Podrá ser exhaustivo, pero no alimenta la superstición que tan a menudo se ve en el ámbito de la superación personal y la sanación. No asume que hay algo roto en ti, algo difícil de encontrar que debes buscar en innumerables seminarios, talleres o dietas de eliminación porque de pronto es el gluten lo que te tiene al borde de un ataque de nervios. Tampoco promete resultados rápidos, fáciles o genéricos.

La cultura nos confunde sobre qué implica un proceso de cambio. Con frecuencia, buscamos causas únicas para solucionar el asunto rápidamente, de manera que no incomode más de lo que toca. Lo entiendo; también he querido corregir los derrumbes, revertir el colapso de las cosas que cambian sin aviso. Tampoco quiero sufrir. Sin embargo, ahora entiendo más sobre cómo atravesar el dolor sabiendo que estoy diseñada para hacerlo. No tiene nada que ver con una plantilla genérica, unos tips, *hacks* o con unas técnicas puntuales. Se trata de seguirle la pista a la vida misma, de saberme vida como me sé cuerpo y de confiar en los procesos. Se trata de ser como la mariposa, que cuando es gusano nunca ha visto sus alas, no sabe qué es volar, pero atiende el llamado y va mudándose, dejando un estadio por otro. En el pasado, mi ansiedad, mi pensamiento mágico, mis creencias de incapacidad no me permitieron ahondar en verdaderos procesos de cambio. Me escapaba, me defendía, evadía, me iba a buscar suplementos, cambios de dieta o técnicas pseudocientíficas para aliviarme. Ahí estaba la industria del bienestar para ofrecerme sus productos y servicios.

En su libro *The Wellness Trap*, la nutricionista Christy Harrison hace una crítica a la billonaria industria del bienestar, con sus diagnósticos, suplementos y soluciones rápidas, que no tienen suficiente respaldo científico. Harrison fue diagnosticada con varias enfermedades que no son reales (por ejemplo, síndrome de intestino permeable, un fenómeno biológico real, pero que la ciencia médica no considera un diagnóstico generalizable para explicar múltiples dolencias). En su intento de sanarlas optimizando y restringiendo la comida terminó enfermándose aún más.

La autora se refiere también a la vertiente del bienestar que promueve la idea de que podemos "manifestar" eventos —conseguir carro, pareja, casa, salud— mediante un poderío mental que enruta los cablecitos de la vida. Aun cuando sé que trazar metas impacta nuestra conducta, enfoca nuestra atención y orienta la búsqueda de oportunidades, el enfoque que propone *pensar bonito* para que nos pasen cosas bonitas carece de sustento científico. De hecho, algunos estudios muestran que creer en la relación causal entre pensamientos y acciones está relacionado con los desórdenes de ansiedad, los desórdenes alimenticios y el trastorno obsesivo compulsivo.[23] Al fusionar pensamiento y acción, asumimos que si pensamos que algo malo va a ocurrir, efectivamente ocurrirá, o que pensar en algo moralmente reprochable es equivalente a hacerlo.

Sin embargo, igual que Harrison, quien comenta que su terapia para la ansiedad y el estrés postraumático se ha centrado en aprender a separar pensamientos y acciones,

---

23 Thompson-Hollands, Johanna; Farchione, Todd J.; Barlow, David H. "Thought-Action Fusion across Anxiety Disorders Diagnoses: Specificity and Treatment Effects," *The Journal of Nervous and Mental Disease 201*, no. 5 (Mayo 2013): 407-13 https://doi.org/10.1097/NMD.0b013e31828e102c

también he experimentado el gran beneficio de reconocer que los pensamientos no son hechos, no son verdades, no son necesariamente útiles o predictivos. Este es el eje de la Terapia Metacognitiva, un enfoque basado en evidencia que ha demostrado ser altamente eficaz para tratar la ansiedad y la depresión.

De cualquier forma, también he caído en las trampas de fusionar el pensamiento y la acción, lo cual va surcando el territorio de la superstición y de las causalidades absurdas: si me tomo el suplemento no me enfermo; si hago el ayuno, mi cuerpo estará limpio; si me alimento "perfecto" mi vida será perfecta. Pero en la vida real esa matemática no da. Cómo nos cuesta asimilarlo.

Suleika Jaouad comentó en un taller que hizo con la escritora Susan Cain sobre los tesoros escondidos que traen los planes deshechos, refiriéndose a la manera cómo la vida no siempre se acomoda a las expectativas. En aquel taller mencionó que si tuviera una varita mágica que desapareciera el cáncer que tuvo a los veintidós años y su reaparición a los treinta y cinco, no lo haría, porque no está dispuesta a renunciar a la persona que es hoy. No romantiza el dolor, sino que promueve la confianza en los procesos. Yo también quiero confiar en mi experiencia incondicionalmente, como lo hace Suleika.

El duelo me ha enseñado mucho sobre esta entrega a la experiencia. Es extraño, el duelo es una sorpresa constante.

Es un estado emocional que no se parece a nada que haya sentido antes. Son olas, grandes y pequeñas, que aparecen sin avisar, que se solapan entre sí: tristeza con gratitud, con asombro, con rabia. Como dice la escritora Elizabeth Gilbert, "el duelo hace lo que quiera contigo, no le importan tus planes o deseos". El duelo me hace sentir viva, no me apaga; por el contrario, me recuerda lo que Susan Cain denomina la condición *agridulce* de la vida, de la cual habla en su libro *Agridulce. La fuerza de la melancolía en un mundo que rehúye la tristeza*. Cain describe lo *agridulce* como una fuerza silenciosa que permite superar el dolor y encontrar sentido en la belleza, en la impermanencia e, incluso, en la nostalgia.

Sé que hay eventos dolorosos que quisiéramos no vivir, pero la aceptación es la única vía cuerda. Realmente, no sabemos por qué o para qué pasan las cosas. No podemos imaginar hasta dónde se extienden las raíces de los sucesos. Cuando alguien muere entrega regalos incomprensibles. Cuando alguien nace dejará una impronta incuantificable en la vida de otros seres. No quiero desgastarme haciendo esa matemática; quiero, como dice Eckhart Tolle, ser la vida porque todo me compete, nada está lejos.

* * *

En el año 2013, cuando no podía dormir, lo único que podía ver en televisión eran los programas narrados por el naturalista inglés David Attenborough. Veía osos salir de su hibernación, tigres cazando, ballenas cruzando los mares. La vida de estos animales le susurraba a mi vida privada. Antes de vivir en mi pequeño pueblo era un bicho de ciudad que no conocía más bichos. Ahora observo con interés la vida de los animales que se pasean por mi casa, de las lagartijas de cola azul, de los escorpiones en las esquinas y de los pájaros que vuelan en parejas y parecen declararse algo. Sin embargo, ahora que lo pienso, siempre ha habido un contacto con la naturaleza que soy a través de mi cuerpo, de mis emociones y sensaciones. Un temblor, un frío que pasa, una presión, un cosquilleo, una tristeza; al final, soy un ecosistema atravesado por corrientes, derrumbes y nacimientos.

Recuerdo la naturaleza que soy cuando uso mi cuerpo como mapa, como lo hacen los animales en el bosque, como esos gatos salvajes que huelen el viento y conocen su terreno. En mi cuerpo encuentro algo parecido: una capacidad para acceder a un saber que viene de los poros, de las vísceras, de la intuición. La desconexión con el cuerpo fue la ansiedad que me llevó al borde, que me dejó sin recursos y sin aliento. Mi actual área de estudio es relacionarme con la vida directamente, sin amuletos ni supersticiones que explican o garantizan un resultado. Hoy en día me interesan menos las teorías y los conceptos.

Me interesa permitir la experiencia. Quiero ser mi cuerpo entero; como una red de micelio que se ata a las raíces de todas las cosas. Para mí, este ha sido el reencuentro con un hogar que me inserta en las fibras de la vida. Mi cuerpo me ha permitido esta intimidad, me invita al presente sin palabras, un reino no mental que se suspende sin relatos, sin creer en mi carencia o fragilidad.

Brené Brown dice: "Habrá momentos en los que permanecer solos nos parezca demasiado duro, demasiado aterrador, y dudaremos de nuestra capacidad para abrirnos camino en la incertidumbre. Alguien, en algún lugar, dirá: 'No lo hagas. No tienes lo que hace falta para sobrevivir en la naturaleza'. Es entonces cuando debes buscar en lo más profundo de tu corazón salvaje y recordarte a ti mismo: 'Yo soy lo salvaje'".

Escribir para sanar

1. ¿Qué pasa si eliges tratar tu cuerpo con respeto, incluso cuando no te gusta cómo se ve?
2. ¿Qué podrías empezar a hacer (o dejar de hacer) si no vivieras bajo la mirada del juicio externo?

3. ¿Qué te hace sentir más viva, más conectada, más libre en tu cuerpo?

4. ¿Cómo puedes hablarte con el mismo amor con el que le hablarías a una amiga que sufre por su cuerpo?

Insatisfacción corporal

Este fragmento lo escribo sin la intención de ofrecer una plantilla genérica sobre cómo sanar algo. No convertiré este trayecto en *tips* para ayudarte a superar tus retos. Lo escribo porque quiero compartir herramientas que pueden destrabar desafíos en nuestra salud mental. Así lo veo en mi propia vida: los problemas con la comida, la insatisfacción corporal, el insomnio, la ansiedad... Cada lucha que he enfrentado ha requerido confianza; ha requerido hacer cambios en la conducta para demostrarme que algo nuevo es seguro, que soy capaz; ha requerido darme el *permiso incondicional para sentir* mi experiencia mientras hago cosas que mis miedos no quieren que haga. Me gusta la confianza que se va gestando; se siente distinta a la ansiedad con su derrame de futuros desbocados. La siento como un músculo del coraje, porque implica dejarse sostener por algo no visto. Consolidamos nuestra confianza al vernos hacer lo que por miedo no queríamos hacer. No sabemos qué resultado obtendremos, pero el esfuerzo sostenido se convierte en evidencia sobre lo que es seguro, lo que funciona y, poco a poco, comprendemos que sí podemos manejar lo que venga.

Si no te gusta tu cuerpo, si lo censuras porque "no da la talla", si no le das el *permiso para existir* como es, también necesitarás consolidar confianza para soltar una creencia deficiente y construir algo nuevo. Hacerlo se sentirá difícil, querrás "protegerte" con estrategias de evitación y lucha como conducta automática. Ojo: no busques una imagen corporal idealizada. No siempre te tienes que gustar frente al espejo para tener una buena imagen corporal. No andarás enamorada de tu cuerpo. No necesitas considerarte bella según el ideal de belleza hegemónica. Tendrás días buenos, días malos y todo lo del medio: días de imagen corporal neutra, que ni te fijas, otros de sentir que flotas en una nube.

Permite que tu imagen corporal descanse sobre las olas. No te aferres a ninguna en particular porque vas a sufrir; más bien, fomenta el respeto por la realidad de tu cuerpo. Practica permitir las fluctuaciones y que los "malos" días no dicten tu conducta: sal, ten tu clase, mueve tu cuerpo, come, vive. Esta reacción declara saberte adecuada y suficiente, aun ante la marea cambiante de tu imagen corporal. Es reconocerte como un universo complejo, lleno de pliegues, relaciones interpersonales, deseos, ideas; no eres la apariencia de tu cuerpo. Por cierto, esta actitud te ayudará también a aceptar cambios inevitables: envejecer, el cuerpo que engorda por tantas razones que se salen de nuestro control, lo que ocurre con la piel, con las estrías y las manchas, con un cuerpo que decae.

En la parte sobre el *permiso incondicional para sentir* expliqué la importancia de modificar la conducta para salir de estados ansiosos desorganizados, de una actitud de *tolerar intencionadamente el malestar* de modo que puedas manejar las situaciones eligiendo tu conducta, en lugar de reaccionar automáticamente evitando o luchando en contra de ti misma. Esto funciona también para la relación que tienes con tu cuerpo. Las formas de evitación son claras: cada vez que eliges no ir a paseos, no ir a clases de baile, no ponerte un vestido de baño... En fin, todas esas ocasiones en las que evitas exponerte y te ocultas. Esta conducta la reconocerán muchas lectoras porque así aliviamos con frecuencia el malestar: nos tapamos y nos escondemos, creemos que así nos protegemos, lo asumimos sensato. Sin embargo, esta conducta refuerza una creencia: somos inadecuadas como somos.

Me encantó cuando Nataly Ortegón (@lagordafest), activista corporal y artista, me dijo que lo suyo no es apología a la gordura —como dicen quienes no pueden soportar ver a personas gordas viviendo su vida—, sino una apología a la existencia: por eso baila, se mueve, se toma fotos, brilla con su contenido, y jamás se plantea que no puede hacerlo por el tamaño de su cuerpo.

Además de las estrategias de evasión, algunas lectoras también reconocerán las formas de lucha a través de la dieta o de aliviar el malestar por medio de la *corrección* del cuerpo: operaciones, inyecciones, pastillas, batidos, protocolos de alimentación, ejercicio compulsivo, laxantes, etcétera. La lucha en contra de lo que existe pareciera una lucha noble porque adoramos la conquista sobre el cuerpo, los testimonios de un antes y después de la gente, glorificamos el esfuerzo. El mercado responde con innumerables productos y servicios para rectificar y optimizar un cuerpo. *Si ella pudo, yo puedo*, pensamos. Sin embargo, la tarea de corregirnos refuerza la creencia de que hay algo que no está bien en nuestro cuerpo, fomenta la lucha interna y la insatisfacción corporal. Por supuesto, podemos modificar aspectos de nuestro cuerpo, esforzarnos por mejorar nuestra condición física, decir: "Quiero tener la fuerza para hacer una barra" (en mi caso, era hacer un *chaturanga* bien hecho). Podemos intervenir desde un deseo genuino de sentirnos mejor, con la satisfacción de vernos mejorar. Pero esto no tiene nada que ver con "solucionarnos" para ser valiosas.

Si estás atenta a la manera en que evitas o luchas (o ambas) y declinas estas técnicas de "alivio", es posible que afloren tus miedos más profundos. Será difícil no intentar "solucionarte", será un desafío dejar tu cuerpo quieto. Tendrás que usar todos los recursos: la autocompasión, la aceptación, la capacidad de *tolerar intencionalmente* el malestar. Tendrás que entrar en un proceso de demostrarte a ti misma que la aceptación es posible. Quizás consideras la aceptación un relajamiento peligroso; te provoca una sensación visceral de pérdida de dominio. Pero en realidad es lo contrario: la aceptación es el camino para atravesar la bruma confusa y descubrir de qué eres capaz y cuánto vales. Si aún no te convence lo que eres, no pasa nada, acepta no aceptar. Incluso desde ahí puedes intervenir en tu conducta de formas minúsculas que cuentan. Verás cómo lentamente emergerá una verdadera ruta de autocuidado.

Aceptarse, respetar la realidad del cuerpo, tratarse con amabilidad, con compasión, no implica inhabilitarse para mejorar nuestra condición física, fortalecernos, mejorar hábitos, cuidarnos.

Viene a mi mente Pamela, quien fue mi consultante durante la pandemia. Un día, me dijo: "Me decían perezosa porque odiaba el Test de Cooper, que era como darle mil vueltas a la cancha de fútbol del colegio, y le pedía a mi mamá, que era enfermera, que me diera excusas médicas para no hacerlo". Me contó que luego de hacerse una cirugía bariátrica y una liposucción se obsesionó con el gimnasio a tal punto que comenzó a ir cinco horas diarias porque no quería "perder" la cirugía.

La relación de Pamela con el ejercicio era tóxica: se castigaba por sus "excesos" con horas fatigantes de ejercicio. Eso sí, a su alrededor celebraban su disciplina. "Pero mi determinación con el ejercicio tampoco duró mucho tiempo", me dijo. A los tres años, con su disciplina menguando, ya había recuperado el peso que había perdido e incluso había ganado unos kilos más. Decidió entonces que la única solución era volver al gimnasio "con juicio".

Cuando volvió al gimnasio, también decidió restringir la comida y terminó atrapada en el clásico bucle de restricción/compulsión del que difícilmente escapamos. "Después de un atracón, lloraba, vomitaba, me tomaba un laxante y volvía al gimnasio", me explicó.

En el gimnasio Pamela se encontró con el yoga. Al principio no le interesó porque le parecía inefectivo para bajar de peso. Gracias a cierta chispa de interés, terminó ensayando las clases. Al inicio se frustraba porque sus piernas anchas y sus brazos gruesos no la dejaban hacer las posturas que ella quería hacer. "Otra razón para adelgazar", le dijo su primera instructora.

Durante la pandemia, Pamela entró en crisis porque no podía hacer ejercicio en el gimnasio y le aterraba subir de peso. Hacía caminatas largas por Bogotá y luego seguía con una rutina de yoga. Cuando me buscó, estaba agotada y lloraba. Fue lindo ver cómo, poco a poco, Pamela entendió la trampa en la que había caído. Hablamos de la autocompasión, de permitirse descansar, de honrar su hambre incondicionalmente, y la suavidad fue deshaciendo los tirantes. Finalmente dejó de necesitar los atracones.

Odiarse para quererse nunca va a funcionar. Pamela lo entendió. Dejó de obligarse a hacer las posturas más difíciles de yoga. Le empezaron a interesar más las sensaciones de su cuerpo, cómo abría su pecho y fluía la energía, cómo los músculos se iban fortaleciendo. También vio la gordofobia y el entramado de odio hacia su cuerpo, y se convirtió en una vocal activista en contra de la violencia dirigida a los cuerpos gordos.

Su mejor activismo son sus clases de yoga, que honran los procesos, y el enorme coraje de su corazón. Sus estudiantes aprenden que el movimiento no es necesariamente esa imagen idealizada *fit* que venden y empaquetan. "Movimiento también es hacer oficio", me dijo Pamela. Tiene razón. Pienso en eso cuando recojo las hojas del patio y termino cansada. "Cansada rico", como dice Pamela, que se cansa mucho todavía, pero se siente bien porque su práctica es íntima, solo le interesa a ella, no la hace para demostrar algo o para modificar su cuerpo. No todos los días le gusta su cuerpo: "En esos días me acuerdo de todo lo que mi cuerpo hace por mí, y puede no gustarme ese día, pero igual puedo ver a mis gatos y abrazar a mi pareja y dar mis clases. ¿Qué más podría querer?", me dijo.

Es maravilloso: la cultura de dieta deshaciéndose. Nadie podría convencerla de que entable una guerra de nuevo, de que odie su propia experiencia. Si has incurrido en evasión o lucha, no te preocupes: puedes reprogramarte para habitar tu cuerpo desde la conciencia de que es legítimo.

Su legitimidad no se pierde, no disminuye ni se altera bajo ninguna circunstancia. Necesitarás prestar mucha atención a las maneras en que reaccionas frente a tu incomodidad porque tu conducta e interpretación reafirmarán la creencia. Si apenas se asoma el verano y ya estás en mil dietas, si estás siempre al acecho de una nueva forma de comer, si tu forma de "salvarte" es no salir de casa, negarte clases y experiencias... presta atención. Si eres una mujer gorda, el activismo gordo te enseñará a poner límites, a sentirte acompañada, a tener el coraje para emprender este proceso de reprogramar tus creencias frente a tu cuerpo, aun cuando la cultura y su toxicidad sigan cayendo sobre ti desde lugares como la consulta médica. Ver a otras mujeres gordas viviendo plenamente —mujeres que han aprendido a no escapar o luchar en contra de sí mismas, mujeres activistas, escritoras, modelos, madres— será inspiración para ti.

Será imperativo que aprendas a observar tu conducta automática para que deje de serlo y comiences a tener mayor influencia sobre tus acciones. Recuerda: tu cerebro toma nota de lo que haces y de la actitud con la que lo haces, y saca conclusiones acerca de qué es seguro y qué es inseguro para ti. Si percibe una amenaza por la manera como te comportas, seguirá reforzando esta idea de la existencia de peligro, generando estrés y ansiedad que te incitarán a que te protejas, a que luches. Pero en realidad lo que haces es empequeñecer tu vida. Tendrás que *tolerar intenciona-damente* el malestar, tendrás que ser mejor sintiendo esa insatisfacción, tendrás que hacer uso de la autocompasión en el proceso, porque aparecerán voces que te dirán que no lo hagas, que te escondas, que es muy arriesgado. Pero si persistes —si tomas la clase de baile, si te animas a ir al paseo, a ponerte el vestido de baño, a usar la ropa que más te gusta, a iniciar una relación aun cuando esto implica exponerse—, verás que poco a poco tu sistema aprenderá que no hay un verdadero peligro.

Es un proceso de cambio real y eficiente, no ocurre todo de golpe. Pequeños avances son suficientes. No esperes una línea recta, atajos o *tips* mágicos que desaparezcan el malestar de la insatisfacción corporal. Pero si de manera consistente te demuestras que tu cuerpo es legítimo, que puede darte una vida plena, que puedes tomar decisiones conducentes a la salud hoy, verás que los cables internos se acomodan. De repente, sabrás que las posibilidades que alberga tu cuerpo son ilimitadas, que tu cuerpo es la vida misma, y no necesitarás huir o luchar, sino que, por el contrario, irás directo al corazón del mundo que te ofrece.

Escribir para sanar

1. ¿Qué te permite hacer tu cuerpo hoy, incluso si no se ve como quieres?
2. ¿Qué momentos significativos de tu vida no tuvieron nada que ver con cómo te veías?
3. ¿Qué sensaciones, movimientos, experiencias disfrutas profundamente desde tu cuerpo?
4. Si tu cuerpo pudiera hablar desde el amor, ¿qué te diría que necesita?

La salud del cuerpo

En una entrevista con la nutricionista Christy Harrison, Sabrina Strings, autora del libro *Fearing the Black Body*, explica que la gordofobia se incrusta en la vida de las mujeres delgadas (y blancas) como un agente de control. La sociedad no lee mi cuerpo como gordo, así que no he enfrentado la gordofobia médica o institucional: por ejemplo, no me han negado oportunidades de trabajo debido a mi peso, no me he visto en la situación de no encontrar sillas adecuadas en restaurantes, aviones o transporte público, ningún doctor ha atribuido mis dolencias a mis kilos sin siquiera revisarme adecuadamente. Yo conozco el deseo de controlar el peso, las formas desorganizadas que se instauran en el vínculo con la comida y el cuerpo, pero no sé lo que se siente cuando la sociedad irrumpe en mi cuerpo.

En esta cultura el peso es una emoción, una lucha, un comportamiento. Es extraño, no diríamos lo mismo del color de los ojos, de la estatura, de si tenemos los pies grandes. Decimos "Me siento gorda", cuando ser gorda no es una emoción sino una característica del cuerpo. ¿Qué hay detrás de ese comentario? ¿Será que no sabemos darles palabras a nuestra incomodidad e insatisfacción, al hecho de que nos comparamos en redes sociales con cuerpos *fit* y no sabemos cómo habitar el nuestro? No se nos ocurre indagar en este comentario tan frecuente. O creemos que el peso es un comportamiento que recae sobre la fuerza de voluntad y la capacidad (o incapacidad) para elegir bien.

Jamás le diría a alguien gordo que ser gordo es fácil, que el peso no importa. Sí importa porque aún vivimos en un mundo donde el peso es legible, conlleva significados ocultos, sesgos, formas de ver que se traducen en violencias muy reales. Ojalá sirviera el mundo color de rosa del *#bodypositivity* con sus eslóganes triunfantes: "Quiérete, todas somos bellas como somos". Claro, este movimiento supo llegarle a una gran audiencia y sé que ha ayudado a muchas personas, pero estoy de acuerdo con la activista gorda Aubrey Gordon: habría que crear un movimiento de semejante tracción para el *#bodyjustice* porque ni la belleza ni la autoestima corregirán una gordofobia estructural que violenta y mata, especialmente, a las personas gordas. Al resto nos afecta con sus ondas tóxicas que instauran un miedo a engordar, que convierten la comida en enemiga, lo cual no es poca cosa.

Una de las violencias principales de la gordofobia tiene que ver con la salud. Aprender sobre la gordofobia médica me hace cuestionar nuestra noción de salud porque, sin duda, parece haber muchos expertos preocupados por el peso de las personas gordas, un tema que Gordon aborda en profundidad en su libro. Curiosamente, esta preocupación ha tomado la forma de una guerra en contra de las personas gordas con la intención de erradicarlas. No se atacan las células adiposas: se ataca el cuerpo, la mente y la calma de las personas gordas.

Quisiera darte apenas una probadita de estos aprendizajes. Ya me dirás si algo también se mueve dentro de ti, si ves los indicios de que algo no cuadra en esta lucha, en esta grandísima "preocupación" por la gordura.

* * *

El problema con el peso, en términos de salud, suele aparecer en los extremos: tanto en la delgadez como en la gordura. El fisiólogo Ancel Keys lo demostró en un estudio enfocado en la salud cardiovascular a mediados del siglo XX. Más recientemente, en 2013, la epidemióloga Katherine Flegal publicó un metaanálisis en el *Journal of the American Medical Association* (JAMA)[24] que generó controversia: encontró que las personas clasificadas con sobrepeso (IMC entre 25 y 29.9) tenían una menor mortalidad general que aquellas con peso normal (IMC entre 18.5 y 24.9). El análisis de Flegal mostraba una curva en forma de U, en la cual los

---

24 Flegal, K. M., Kit, B. K., Orpana, H., & Graubard, B. I. (2013). *Association of All-Cause Mortality With Overweight and Obesity Using Standard Body Mass Index Categories: A Systematic Review and Meta-analysis.* JAMA, 309(1), 71–82.

riesgos de mortalidad aumentaban en los extremos del IMC, tanto en personas con bajo peso como en aquellas con obesidad severa.

Ancel Keys, conocido por demonizar ciertos alimentos y considerar la grasa corporal como "repugnante", fue quien rescató y promovió el uso del IMC para estudios poblacionales. Esta fórmula había sido creada en 1832 por Adolphe Quetelet, un matemático belga que buscaba describir al "hombre promedio" en términos físicos a partir de poblaciones de hombres blancos europeos.[25] Sin embargo, el interés de Quetelet jamás fue usar el IMC para evaluar la salud de individuos de diversas etnias, edades y géneros. A pesar de sus limitaciones, Keys adaptó el IMC como una herramienta médica simplificada, y su uso se expandió cuando compañías aseguradoras como MetLife comenzaron a utilizarlo para establecer primas de seguros a principios del siglo XX.

El IMC no arroja un dato legítimo: no considera factores como composición corporal, edad, género, etnicidad o distribución de grasa. Es una categoría arbitraria que patologiza el peso y reduce a las personas a cuerpos que cumplen o no con la norma corporal. Además, sus parámetros han cambiado con el tiempo. En *Body of Truth*, Harriet Brown cuenta que en 1998 se modificaron los rangos del

---

25 Adolphe Quetelet también fue un prominente representante de la criminología positivista que creía que la predisposición al crimen podía identificarse con características físicas con su teoría del "criminal nato".

IMC: se empezó a considerar "sobrepeso" cualquier valor por encima de 25, cuando anteriormente el rango para esa categoría iba de 27 a 29.9. "Sin subir un kilo, millones de estadounidenses fueron reclasificados como personas con sobrepeso por decisión del Instituto Nacional de Salud de Estados Unidos", dice Brown.

Cuando el cuerpo está en "el número equivocado" del IMC, es leído como enfermo, desviado. Lo más devastador es que si la persona requiere atención médica, de inmediato se estrella con el sesgo por peso. Doctores, enfermeras y estudiantes de medicina suelen percibir a las personas gordas como responsables de su enfermedad, como perezosas y desobedientes, lo que se traduce en tiempos de consulta más cortos y menor acceso a recursos educativos sobre salud[26].

Con frecuencia, las personas gordas aplazan o cancelan citas rutinarias o de chequeo periódico en especialidades como ginecología o detección temprana del cáncer porque saben que se encontrarán con las actitudes discriminatorias del personal, con la constante prescripción de bajar de peso, o con equipos médicos que no se acomodan a sus cuerpos. De hecho, Rebecca Puhl, investigadora de la Universidad de Connecticut que ha estudiado el estigma de peso en el

---

26 Puhl, Rebecca M. P.; Heuer, Chelsea A. "Obesity Stigma: Important Considerations for Public Health", *American Journal of Public Health* (AJPH), junio 2010. https://pmc.ncbi.nlm.nih.gov/articles/PMC2866597/

ámbito de la salud, concluye que este perjudica varias esferas de la vida de los afectados, como el trabajo, la educación, y la salud física y mental. Además, se alimenta de retóricas falsas, como la creencia de que el peso depende principalmente de decisiones individuales, como la nutrición y el ejercicio, cuando en realidad no es así.[27]

Ninguno de los investigadores que he leído (Harriet Brown, Aubrey Gordon, Glenn Gaesser, Paul Campos, Lindo Bacon, Rebecca Puhl) dice que todas las personas gordas sean saludables —ni las flacas— o que todo el mundo esté en un peso sano. Sin embargo, abren el lente e indagan con ojo crítico en los acontecimientos: en cómo los titulares han generado pánico colectivo; en el miedo que se produce al asumir que la gordura *causa* enfermedades cuando lo que se ha demostrado consistentemente es la relación de *asociación* entre el peso y una mayor incidencia de enfermedades como diabetes, cáncer o enfermedad cardiovascular.

En 2013, la Asociación Médica Estadounidense declaró la obesidad una enfermedad a pesar de que su propio comité asesor sugirió no hacerlo. El comité elaboró un informe en el que explicaba que la obesidad no encaja en la definición de enfermedad, porque no presenta síntomas y no siempre es un riesgo para la salud. Además, señaló que no existía

---

27 Puhl, Rebecca M. P.; Heuer, Chelsea A. "Obesity Stigma: Important Considerations for Public Health", *American Journal of Public Health* (AJPH). Junio 2010. https://pmc.ncbi.nlm.nih.gov/articles/PMC2866597/

evidencia de una relación causal entre la obesidad y las enfermedades asociadas, y expresó su preocupación por el estigma que podría derivarse de esa decisión.

En Estados Unidos, Rebecca Puhl ha conducido estudios que demuestran que la discriminación por peso ocurre casi con la misma frecuencia que la discriminación racial, e incluso, en algunos casos, es más común que la discriminación por género o raza[28]. Esta estigmatización se traduce en formas violentas de tratar a las personas gordas, generándoles vergüenza corporal, lo cual no favorece la salud ni motiva la adopción de hábitos saludables de movimiento. Entre los jóvenes, la insatisfacción corporal predice una serie de comportamientos no saludables, incluyendo dietas extremas, atracones, tabaquismo, menor ingesta de frutas y verduras, y menores niveles de ejercicio; además, predice mayor peso[29].

Es cierto que ha habido un aumento en el peso de las personas a nivel mundial. Esto ocurre por razones más complejas que una simple ecuación de calorías que entran y salen, o una carente fuerza de voluntad. El peso está

28 Puhl, R.; Andreyeva, T; Brownell, K.D. "Perceptions of Weight Discrimination: Prevalence and Comparison to Race and Gender Discrimination in America", *International Journal of Obesity*, volumen 32, pág. 992–1000. 2008. https://pubmed.ncbi.nlm.nih.gov/18317471/

29 Neumark-Sztainer D.; Paxton, SJ; Hannan, PJ; Haines, J; Story, M. "Does Body Satisfaction Matter? Five-year Longitudinal Associations Between Body Satisfaction and Health Behaviors in Adolescent Females and Males". *Journal of Adolescence Health*. Agosto 2006.

determinado por una red de factores entrelazados, que incluyen la genética, el entorno social y físico, y el estilo de vida. Aunque elementos como el acceso desigual a alimentos nutritivos, una vida más sedentaria o el aumento en el tamaño de las porciones juegan un rol, estudios con familias y gemelos muestran que entre un 40 % hasta un 75 % de la variabilidad en el peso puede atribuirse a factores genéticos y a cómo cada cuerpo responde a su entorno específico[30].

Es cierto: el peso elevado está correlacionado con la incidencia de ciertas enfermedades. Sin embargo, al hablar de correlación, surgen más preguntas que respuestas definitivas. La correlación se refiere a la relación entre dos variables, pero esto no implica una relación causal. La correlación invita a la investigación de un panorama más amplio. ¿Qué papel juegan la discriminación, el acoso, la gordofobia médica y la constante fluctuación del peso por cuenta de las dietas en los resultados de salud de la gente gorda?

En cuanto a la discriminación, activistas gordas como Aubrey Gordon dicen que han sido sometidas a un profundo estrés que afecta su salud mental. El investigador de la Universidad de Columbia Peter Muenning estudia los efectos de la discriminación por cuenta del peso en la

30 Mahmoud, R.; Kimonis, V.; Butler. MG. "Genetics of Obesity in Humans: A Clinical Review", *International Journal of Molecular Science*. Septiembre 2022. https://doi.org/10.3390/ijms231911005

salud, y ha concluido que esta puede incidir en cuadros de depresión, ansiedad y desórdenes alimenticios, además de afectar la salud cardiovascular. Cuando te sientes discriminado porque percibes que tu cuerpo es un error, vives en alerta perpetua. Para Muenning es evidente que cuando una persona es discriminada por su peso y sufre de estrés psicológico derivado de esta discriminación, puede desarrollar diabetes y otras enfermedades asociadas al estrés. Hacer dieta de forma crónica también puede ser una de las razones por las que existe una alta asociación entre peso y enfermedad, dado que hacer dieta estresa el cuerpo y está correlacionado con mayores índices de enfermedad cardiovascular, afectación inmunológica, riesgo cardiometabólico, resistencia a la insulina, triglicéridos, hipertensión, inflamación y acumulación de grasa abdominal.[31]

Hay dictámenes tóxicos que se esconden bajo banderas "nobles", como la preocupación por la salud. Cuando entrevisté a Mariana den Hollander, activista que visibiliza los efectos adversos de la cirugía bariátrica, se me rompió el corazón escuchándola hablar de los cientos de testimonios que recibe de gente que se operó buscando salud para verse en la penosa situación de ser paciente de por vida. El activismo de Mariana parte de su propia experiencia

---

31   Wolpert, Stuart. "Dieting Does Not Work, UCLA Researchers Report", *UCLA Newsroom*. Abril 2007. https://newsroom.ucla.edu/releases/Dieting-Does-Not-Work-UCLA-Researchers-7832

con una operación que sí cambió su vida, pero no para mejorarla. Cada vez que escucho hablar de la "epidemia de la obesidad", pienso en historias como la de Mariana; pienso en el *bullying* que muchos niños y niñas sufren en el colegio debido a su peso; pienso en los chistes y memes que señalan los rollitos en el cuerpo de un bebé; pienso en los diferentes tipos de desórdenes alimenticios que, por cierto, tienen la tasa de mortalidad más alta de todos los desórdenes mentales. No "arreglamos" el cuerpo haciéndole la guerra.

Ahora bien, sugiero que una conversación tan importante como el peso y la salud de las personas no se reduzca a la presunta incapacidad individual de elegir bien, o que se convierta en el cruel *show* mediático que es la "epidemia de la obesidad". Una epidemia fue la peste negra; no lo es el hecho biológico de que nuestros cuerpos están respondiendo a un ambiente que cambió más rápido de lo que pudimos adaptarnos (según Lindo Bacon una gran mayoría ya ha tocado su límite metabólico). El lenguaje de epidemia, que sugiere una posible "contaminación", es estigmatizante e innecesario.

Es problemático asumir que ya lo entendemos todo sobre el tema, decretar que la gordura mata y que lo mejor es aniquilarla en una batalla. Mejor sería descansar en las preguntas, ampliar la mirada y sostener el acuerdo de que la humanidad de una persona no la determina un número en la balanza. Como dice el filósofo Joan-Carles Mèlich: "Existe una ética no porque sepamos, sino porque no sabemos".

Escribir para sanar

1. ¿Qué formas de cuidado (por ejemplo, un descanso adecuado o tiempo familia) te hacen sentir bien en tu cuerpo independientemente de cómo se vea?

2. ¿Cómo se siente el descanso en tu cuerpo? ¿Qué sientes cuando practicas actividad física por motivos distintos a perder peso?

3. ¿Has evitado situaciones o cuidado médico por miedo al juicio sobre tu cuerpo? ¿En qué momentos? ¿Cómo ha sido esa experiencia?

4. ¿Qué decisiones de autocuidado tomarías si supieras que tu peso no va a cambiar?

5. ¿Qué prácticas te ayudan a escuchar lo que tu cuerpo necesita y no lo que la cultura te dice que debería hacer?

¿Qué impide la entrega?

Durante la adolescencia, se me formó un nudo en la tripa que me impedía relajarme. Aprendí el miedo a engordar, y en adelante me dio miedo la comida. Esto se mezcló con una proclividad a la ansiedad, formando un coctel que sacudió mi vida. Por percibir mi cuerpo como insuficiente dije *no* cuando quería decir *sí*: *no* a usar la ropa que quería, *no* a ponerme el vestido de baño, *no* a comer sin culpa, *no* a tomar una clase de baile, *no* a verme con la gente, *no* a disfrutar de mi sexualidad. También dije *sí* cuando quería decir *no*: *sí* a las relaciones tóxicas, *sí* a las formas dislocadas de relacionarme con la comida, *sí* a una vida sexual insatisfactoria.

Pensé que mi obsesión con la comida era un tema desligado del mundo, invenciones mías que requerían soluciones propias. No consideré que esas luchas solitarias se desprendían de la historia, de la cultura, de los constructos que hemos creado y que nos moldean. Para mí, lo apremiante era disciplinar mi forma de comer. Me tomó tiempo comprender que la comida es la punta de un profundo *iceberg* del que nada sabía.

Cuando hago un proceso de *coaching* incluyo recursos educativos que cubren aspectos históricos de los asuntos que nos atañen. Hablo del origen racial de la gordofobia —el cual aprendí gracias a la académica Sabrina Strings—, de feminismo, de violencia estética. Considero que esta información nos ayuda a orientarnos dentro de un sistema. Nuestros asuntos no se desligan del mundo, de la historia, de la imaginación ajena. Las creaciones de la cultura las absorbemos como nuestras, pero no lo son y necesitamos poder verlas, darles nombre, decir: "Ah, entiendo por qué esto funciona así, entiendo de dónde sale". De esta manera nos desmarcamos de constructos tóxicos que jamás nos permitirán ser libres.

La mujer como cuerpo

Cuando leí sobre la conceptualización de la *mujer como cuerpo*, ciertas formas de habitarme cobraron sentido. Habitar el cuerpo desde el lente patriarcal influyó en mi lucha con la comida, con mi cuerpo, así como en mi preferencia por refugiarme en mi mente, un espacio que percibí estable y seductor; también distante de las fluctuaciones de mi cuerpo.

He dedicado los últimos años a un proceso de cierto deshielo: sintiendo mis aguas sin desbordarme, recordando material que ignoré mientras intentaba ser una apariencia que agrada y una mente que domina. Esta fuga del propio cuerpo no es únicamente una respuesta frecuente al trauma, también refleja la manera cómo la cultura patriarcal circunscribe a la mujer al ámbito corporal.

Convertirse en una "mente gerente" representa un intento por remediar el supuesto desorden e inestabilidad del cuerpo femenino. Como lo explica la socióloga Deborah Lupton en su libro *Fat*: "Los cuerpos de las mujeres son conceptualizados como permeables, propensos a filtraciones, más abiertos al mundo por su supuesta emotividad volátil y sus procesos corporales, como la menstruación, la lactancia, el embarazo, el parto y la menopausia".

En contraposición a la *mujer como cuerpo*, el hombre se concibió concreto, directo. Aristóteles habló de la mente limpia del hombre, capaz de penetrar la realidad sin incomodarse con un cuerpo que decae y jala hacia la tierra. Según esta línea filosófica, la mujer no penetra la verdad del alma porque se hunde en su excesiva corporalidad.

En su libro *New Self, New World*, Philip Shepherd comenta esta construcción cultural que subordina lo femenino y menciona el trabajo de la arqueóloga Marija Gimbutas, quien en 1950 desarrolló la hipótesis de los kurganes[32], una cultura guerrerista y patriarcal del IV milenio A.C., caracterizada por su dominio del caballo. Los kurganes, que rendían culto a dioses del cielo y del sol, conquistaron

32 También se le conoce como la hipótesis de Kurgan.

poblaciones europeas matrifocales que reverenciaban diosas y vivían en íntima relación con la naturaleza. Al conquistar estos pueblos, los kurganes cambiaron su cultura, afectando sus dioses y la forma como se relacionaban con el entorno natural.

Dentro de su libro *La creación del patriarcado*, la historiadora Gerda Lerner recapitula un periodo de 2500 años en el cual el patriarcado se fue gestando a partir de múltiples factores. El recorrido que traza Lerner revela una historia que muchas desconocemos: el recuento de cómo hemos sido explotadas, violadas y esclavizadas; de cómo nos han arrebatado a nuestros hijos; de cómo nuestros cuerpos han sido botín de guerra. Lerner enfatiza que la construcción del patriarcado también ha sido posible por la participación de las mujeres, y que se sostiene de múltiples maneras: mediante el adoctrinamiento de género, la falta de acceso a la educación, la coerción y la violencia, la división entre mujeres, la falta de recursos económicos y poder político, y los privilegios otorgados a las mujeres que siguen el *status quo*.

Desde esta manera, el feminismo sigue siendo imprescindible. Nos enseña a rechazar esa cooperación. También lo hacemos al criar a nuestras hijas, hijos e hijes de otra manera, animándoles a rehuir de la cultura de la dieta, lo cual no debe subestimarse: reducir el valor del cuerpo a una apariencia que debe ser vigilada constantemente tiene un efecto aplacante. La vigilancia se interioriza y la ejercemos sobre nosotras mismas desde nuestro propio ojo disciplinante, comenta la filósofa estadounidense Susan Bordo, quien describe a la mujer experta en dietas: ella no se permite un bocado de más y cuando está por encima de lo que "debería" pesar, inmediatamente activa sus programas de corrección del error, ya sea mediante la evasión del hambre o el ejercicio exhaustivo. La mujer experta en dietas se toca el cuerpo constantemente, revisa el grosor de sus muslos y brazos, se pellizca la panza para evaluar cuánto está cumpliendo.

No haríamos dietas que nos dejan con hambre si no creyéramos que, como dice Bordo, "aun cuando callamos, nuestros cuerpos hablan por nosotras". En su libro *Hambre,* Roxane Gay cuenta que en la calle algunos hombres le gritan insultos atroces sobre su cuerpo. Para ella, estos ataques son una respuesta a la falta de atracción que sienten por su cuerpo gordo. Estos hombres, socializados para sentirse excitados por el cuerpo de una mujer, se incomodan porque no se sienten atraídos. No saben leer su cuerpo, y eso desestabiliza su sentido de masculinidad y su lugar en el mundo, dice Gay. Pareciera que, el cuerpo de la mujer, su sola presencia, provoca e invita; y si no invita, se ubica al margen.

Hacer dieta es una forma de vigilar y controlar un cuerpo para que sea leído "correctamente". Es nuestra manera de eliminar el exceso, el desorden, para ubicar a nuestro cuerpo en el mejor lugar posible. Hacemos dieta, pero no investigamos a fondo por qué habríamos de quedarnos voluntariamente con hambre. Podemos creer que hacerlo nos empodera, nos permite libertades nuevas; sin embargo, hay mucho material detrás del porqué hacemos lo que hacemos. Al final de la pita, dejamos al descubierto viejas creencias que están enterradas bajo sedimento y que conciben a la mujer como un cuerpo en desorden y desbordamiento. Y esto importa porque de ahí derivan eventos desafortunados: una mujer que se queda con hambre, una mujer que es amada si se ama su cuerpo, o que es odiada —y a veces, incluso destruida—, si se odia su cuerpo.

La normalidad

En diferentes grados, de distintas maneras, todos chocamos contra el muro de la *normalidad*. Voy comprendiendo que el concepto de *normalidad* es un relato que debemos reescribir porque es muestra de cómo los humanos plasmamos nuestras partes más oscuras, nuestra imaginación peor aplicada, en historias basadas en nada que sea real o que valga la pena.

En terapia aprendí que la diferencia entre el animal humano y otras especies es su capacidad para imaginar. En su libro *Sapiens*, el autor israelí Yuval Noah Harari anota que, además de imaginar, el humano convence a otros de sus relatos. De hecho, señala Harari, esta ha sido la base para construir civilización desde el primer homínido hasta hoy.

Sara Ahmed propone un ejercicio de revisión histórica para abandonar los relatos "cansados" que llamamos realidad. Dentro de estos relatos está el de la normalidad. En un artículo que escribió para la antología *Cuerpos anómalos*, la investigadora colombiana Zandra Pedraza describe a la mujer como "anómala" en un mundo moderno concebido por hombres, en el cual la "normalidad" es el hombre blanco y heterosexual, modelo de "perfección humana física, moral e intelectual".

Pedraza cuenta que en Europa, a partir de la Ilustración, comenzó a consolidarse la idea de la inferioridad natural de la mujer a partir de las observaciones de médicos y filósofos que entonces empezaban a diseccionar cadáveres humanos para comprender su funcionamiento interno. A partir de este procedimiento sacaron conclusiones sobre las capacidades intrínsecas de hombres y mujeres. Según Pedraza, más que representar datos objetivos sobre el cuerpo, esta información se usó para ordenar la sociedad mediante la asignación de roles: a la mujer se le asignó un rol pasivo, doméstico, centrado en la reproducción. Aunque la ciencia busca explicar, su lógica no es neutra: elige desde dónde mirar. Y lo que los hombres ilustrados vieron fue el destino de la mujer.

¿El trayecto natural de una mujer debe ser la familia? ¿Ser esposa y madre? El feminismo viene retando este construc- to, pero sé que aún pesa sobre la vida de muchas mujeres. Cada mujer que, en consulta, me dice angustiada "necesito bajar de peso para encontrar quién me ame y para crear mi familia", asume que, en alguna medida, debe cumplir con este destino impostado. Entiendo el deseo de ser amada, de querer amar, pero si hay afán, si hay angustia, si se cree es el cuerpo el tiquete de entrada a un amor "perfecto", esto denota una confusión con un relato normalizado del amor. Poco me interesa el amor romántico, con su idealización de una pareja que nos "completa". Personalmente, me interesa más cuando dos personas se encuentran, se gustan, no se necesitan para nada, pero se eligen para todo.

La normalidad es una cruz. Nuestras emociones in- cómodas (como la ansiedad, el miedo, la ira) también son anómalas; por eso, intentamos aplacarlas, disimularlas, y decoramos pensamientos negativos con positivismo. En- vejecer también parece anormal. Incluso el placer sexual ha sido mal visto. En mi adolescencia, no recuerdo haber hablado de sexualidad de una manera tranquila con ningún adulto. Nunca aprendí que no tenía por qué avergonzarme por mi menstruación.

En su libro *Come as You Are*, la educadora sexual Emily Nagoski cuenta que al final del primer semestre le pregunta a sus estudiantes qué aprendieron, y la gran mayoría dice cosas como: "Supe que era normal", "Todos somos diferentes y normales" o "Sé que mi experiencia del deseo es diferente, pero no anormal". Para Nagoski, cada persona que le pregunta por sus propias particularidades y cuestiona si es normal, lo que realmente está preguntando es: "¿Pertenezco?". A lo cual ella responde: "Sí, perteneces, eres un ser humano maravilloso".

Su libro es un manifiesto de pertenencia para las mujeres que hemos creído que hay algo vergonzoso en nuestra sexualidad, en nuestros genitales externos, descritos por anatomistas medievales como "vergonzantes" por estar más "escondidos" que los genitales masculinos, e incluso considerados durante mucho tiempo penes invertidos. Pero nada está "escondido" en nuestros genitales exteriores: ahí están los labios mayores y menores de diversos tamaños y colores; ahí está el clítoris que, por cierto, tiene como única función el placer. Así que no será la vulva del porno la que dicte qué es normal.

En cuanto al peso, la *normalidad* es la delgadez. Una persona gorda es una especie de *no-flaca*. El cuerpo es aún legible de esta manera; existe la norma y la desviación. No he experimentado esa injusticia en carne propia, pero busco aprender de quienes comparten su testimonio y sacuden mi sentido de orientación, desafiando mis presunciones. Sé que aplastar el binario de la normalidad, los insidiosos constructos de norma y desviación, tiene que ver con reconocernos en el otro. Este fenómeno lo entiendo desde la experiencia del dolor. Sé qué siente una persona en duelo, sea quien sea; sé sobre la angustia de las madres, de nuestra constante preocupación por el bienestar de los hijos; sé del desespero que provocan los quebrantos de salud mental. Si alguien me dice que ha vivido estas cosas, no cabe preguntarse qué es normal: todo sería una misma humanidad. Coincido con lo que menciona la activista Kerri Kelly: nuestros sufrimientos se cruzan en una intersección sagrada.

Los pasos de lucha que dan las personas gordas se cruzan con mis años de esconderme, de obsesionarme con mi comida, de no quitarme el saco cuando tenía calor porque me avergonzaban mis brazos. Se cruzan con las inquietudes de mi hijo, que no quiere ser gordo, que le asusta el peso de esta palabra que escucha en el colegio dirigida a él. Lo veo agarrarse la panza, y se me parte el corazón. Camilo lo verá y se acordará de su infancia, cuando él también era un niño gordo que sufría por cuenta de su cuerpo. Hay algo sagrado en estas intersecciones que deben sostenerse porque humanizan; nos recuerdan que, en realidad, no estamos lejos. El deseo es ser humanos en forma plena: conectar entre nosotros, querernos, saber que no seremos dejados de lado.

Pertenecer significa que nada está lejos. Todo lo humano me compete. Colapsar estructuras desde la base requerirá poner el cuerpo por los demás. Podemos hacerlo, podemos aprender; por eso, Alok, activista trans, dice: "Te necesito". Necesitamos vernos reflejados en el otro de manera que sepamos que somos exactamente lo que debemos ser.

El racismo y la gordofobia

En su libro *The History of White People*, la historiadora Nell Irvin Painter escribe:

> ¿Pensaba la gente en que era blanca? ¿O que su carácter estaba relacionado con su color de piel? No: la idea de raza, de ser blanco, no existía, y el color de la piel carecía de un significado útil. Lo que importaba era: dónde vivía la gente, si sus tierras eran húmedas o secas; si eran viriles o impotentes; si eran duros o suaves; si eran seducidos fácilmente o eran guerreros.

Sin embargo, el primer sistema de clasificación racial tuvo un gran impacto en la concepción de la raza, anota la socióloga Sabrina Strings. Este sistema de clasificación fue creado por el médico francés François Bernier en 1684, quien en su artículo *Nouvelle division de la terre, par les différentes espèces ou races d'hommes qui l'habitent*, clasificó a todos los humanos en razas distinguibles por locación y características físicas, especialmente por el color de la piel.

A través del discurso "científico" sobre la raza, se retomó una pregunta planteada un siglo antes: ¿existen esclavos innatos?

En su libro *Fearing the Black Body: The Racial Origins of Fat Phobia*, Sabrina Strings explica cómo estas ideas sobre la inferioridad y superioridad de las razas humanas se propagaron en el siglo XVIII, en un contexto marcado por la esclavitud transatlántica y el pensamiento ilustrado, que enalteció la lógica cartesiana como principal forma de entender el mundo. Strings muestra cómo este contexto fue decisivo para el surgimiento de la gordofobia tal como la conocemos hoy.

"Los negros son altos y grandes, pero simples y estúpidos", observó el naturalista francés George Louis Leclerc, el Conde de Buffon, en 1749, quien consideró que el color de la piel era el rasgo determinante, seguido por la forma y el peso del cuerpo. Buffon adjudicó estas características a la calurosa tierra africana, abundante en comida y verdor, "en donde sus habitantes eran capaces de permanecer bien alimentados sin esfuerzo".

Tal como lo narra Strings, el discurso sobre la raza fue incorporando nuevos elementos; entre ellos, la asociación del color de la piel con ciertos rasgos de temperamento. El filósofo Denis Diderot, autor de *La Enciclopedia*, afirmó que las personas negras tendían al descontrol cuando se trataba de comida y placer sexual. Su obra contribuyó a consolidar el imaginario de una raza negra perezosa y glotona, llevada por excesos primitivos e irracionales.

Científicos y filósofos como Diderot y algunos poligenistas, como el inglés Edward Long, describieron a los negros como "gordos, glotones sin restricción o sensación moral y sin más ambición que el ocio". El antropólogo y naturalista francés Julien-Joseph Virey, cuenta Strings, sostenía que la piel oscura de los africanos se debía a un exceso de bilis negra. Además, afirmaba que "el negro, incapaz de pensar, vivía solo para comer", una idea que justificó con supuestas diferencias anatómicas. Según Virey, la boca del africano se proyectaba hacia afuera y la frente se retraía, un diseño que favorecía el comer y no el pensar. En cambio, la boca del europeo blanco se retraía y la frente se proyectaba hacia afuera, favoreciendo el pensar.

Strings comenta que la gordura se asoció a lo salvaje, al estilo de vida africano, y se consideró una forma desagradable de existir, particularmente para las mujeres.

* * *

No sabía nada sobre Sara Baartman, una mujer negra de la tribu Khoikhoi nacida en Ciudad del Cabo en 1789. Conocida como la Venus de Hottentot, Baartman fue exhibida como un espécimen exótico, particularmente por el aspecto y tamaño de sus nalgas y genitales. Recorrió Europa como la figura central de un espectáculo que prometía a audiencias blancas una muestra erótica de novedad científica.

Sara murió a sus veinticinco años. El hombre encargado de su autopsia, Georges Cuvier, estableció que la causa de muerte había sido el alcoholismo. Cuvier también fue el encargado de estudiar al detalle la anatomía del cuerpo sin vida de Sara, especialmente sus genitales y nalgas, que fueron diseccionados para ser exhibidos en un museo francés.

Sara representa muchas cosas. Durante la época ya existía una clara asociación entre gordura y africanidad. También, entre primitivismo, feminidad y apetito sexual sin control. En resumen, todo aquello que el europeo no era. Estos humanos en la cúspide de la pirámide evolutiva eran racionales, civilizados, estaban en control. Un peldaño más abajo, pero aún en lo alto, estaba la mujer europea, que era delicada, bella y correcta.

La ciencia procurará que sus propuestas surjan del pensamiento puro, de la verdad, pero pocas cosas nacen completamente nuevas. En el siglo XVIII, durante el pico de la esclavitud transatlántica, científicos y filósofos —especialmente de Francia e Inglaterra, las dos potencias esclavistas— se acomodaron a la necesidad de crear clasificaciones que justificaran el hecho de tomar posesión de seres humanos para comerciar con ellos. Es por ello que Sabrina Strings traza sucesos del pasado para ilustrar cómo el proyecto racial es constitutivo de la memoria colectiva que sostiene la ideología gordofóbica y la manera cómo entendemos la gordura y la delgadez.

No imaginamos el trasfondo racial de una cultura de la dieta que vende productos con imágenes felices de gente delgada en su "mejor versión". Hoy en día, las ideas de delgadez o gordura parecen brotar de nuestra inventiva, como si naturalmente existieran allí. Pero la gordofobia vive porque tiene huésped. No es parte de la anatomía humana y tampoco nos acompaña como lo hace la gravedad, aun cuando la hemos adoptado y protegido del tiempo.

Usamos el mismo lenguaje que se forjó hace siglos: la gordura como descontrol, inferioridad, falta de capacidades. Engordar significa cargar con una marca legible de inferioridad en el cuerpo. El miedo a la comida, en una gran mayoría de casos, viene de este miedo profundo que nace de lugares igualmente profundos en la memoria colectiva. Finalmente, el proyecto racial fue parte de la creación de imaginarios de control y disciplina versus descontrol y desobediencia, categorías a las que se les asignó su color: blanco y negro, respectivamente.

Escribir para sanar

1. ¿Qué ideas has interiorizado sobre los cuerpos gordos? ¿Cómo te afecta eso en la relación contigo misma o con otras personas?

2. ¿Qué miedos tienes respecto a ocupar más espacio? ¿A qué experiencias les temes?

3. ¿En qué momentos sientes que tienes que "demostrar" que estás sana? ¿Para quién sería esa demostración?

4. ¿Quién se ha beneficiado de que odies tu cuerpo o lo quieras cambiar?

5. ¿Qué partes de ti fueron silenciadas cuando decidiste priorizar ser "deseable" antes que auténtica?

6. ¿En qué momentos has sentido que tu cuerpo no te pertenece del todo? ¿Cómo te gustaría recuperarlo?

7. ¿Qué normas o estéticas has sentido como cadenas? ¿Qué te gustaría transgredir?

8. ¿Cómo se sentiría recuperar tu cuerpo como lugar de pertenencia y no concebirlo más como un proyecto eterno de corrección?

Conclusión

Mientras escribo esta conclusión me estoy divorciando de mi pareja. Pensé editar el manuscrito, eliminar las partes que hacen alusión a Camilo, pero no lo hice porque no existe una tecla que lo borre. En estos días, pensé en Florence Williams, que escribió sobre su divorcio y cómo se asustó al pensar que, sin pareja, su cuerpo flotaría por el aire porque no tendría el peso suficiente para anclarse al suelo. Pensé en la ciencia sobre los corazones rotos; ahora sabemos que esas heridas duelen como rajas por el cuerpo y que igual sangran.

Han pasado muchas cosas en poco tiempo. Hago un chequeo de mi cuerpo. Mi cuerpo no flota. Sigue enraizado, lo cual me permite sentir una situación que no esperaba. Siento la ansiedad, sé qué es, no voy a salir corriendo a "solucionarla" porque no le tengo miedo. Me siento capaz de sentir; este es el resultado de estos años de prestar atención a mi sufrimiento, de verlo transformarse, perder forma, irle aflojando las palabras, dejar de sujetarlo contra mi pecho. Voy soltando las ideas que tenía sobre mí, incluso, por ejemplo, la idea de ser una ansiosa sin remedio y ponerle punto final a mi sentencia. Que soy esto, o lo otro.

No sé bien qué soy o en qué me convertiré, pero sí conozco mis valores: la autocompasión, la confianza y la responsabilidad personal. Sé que estos valores moldean mi vida, le dan formas y pliegues. Son las únicas banderas que sostengo inamovibles. Me sostienen cuando la marea crece.

Al final, veo que cada cosa que nos pasa nos prepara para la siguiente. La muerte de mi mamá me preparó para vivir sin Camilo. Incluso enfermarme con mis extraños síntomas digestivos me enseñó a regular mi sistema nervioso para el momento en que la vida me arrancó un piso que conocía bien: mi matrimonio. Sí: me sentí como una planta que arrancan del suelo para trasplantarla.

Pero me he preparado para sentir: permanezco con los pies en el suelo, reconozco una nueva tierra donde ubicar mis raíces, lo hago sin desvanecerme, sin flotar, sin creer que el peso de mi cuerpo viene de afuera de mí misma. Concilio el sueño durante la tempestad. Este es el momento para poner en práctica lo aprendido sobre la ansiedad, sobre la autocompasión. No puedo sino suavizarme ante el colapso de mi relación, lo hago conmigo, con Camilo. No vimos venir este inminente final: fuimos una pareja que se disfrutó mucho. Sin embargo, la vida es rugosa, toma nota de cada cosa, no se le escapa nada. Nosotros evadimos temas que pasaron factura y el colapso se dio rápido. La realidad cambia abruptamente y la pobre mente se toma tiempo recalculando para entender.

Con el tiempo voy soltando la necesidad de comprender el *por qué* pasó porque me interesa más el *para qué*. El *para qué* es pregunta abierta que contiene mundos nuevos. Es pararse frente al colapso de lo conocido y reconocer en la incertidumbre un nuevo hogar. Me quedo con la confianza como valor: me aferro a una confianza absoluta en los sucesos. Sé que la relación se acabó y con ella las ideas que teníamos del otro, lo cual presenta oportunidades. Me pregunto quién es Camilo ahora que él ya no tiene que ser nada en particular para mí. No lo sé bien. La pregunta me da esperanza sobre el amor que se transforma.

Al final, el mensaje central de este libro no tiene nada que ver con la comida, con los atracones o la ansiedad; tiene que ver con la confianza de sentirse capaces de manejar lo que venga y con la confianza para entregarnos a esta experiencia de vida. Practico abrir mi corazón a la realidad, entrando en mi cuerpo con consciencia, convirtiéndome en él, observando cómo la corporalidad se torna en posibilidades, curiosidad, un ojo dispuesto a aprender, manos dispuestas a tocar, oídos listos para escuchar. Mi cuerpo se convierte en una pregunta sobre el misterio de vivir.

Me sirvió mucho la investigación de Florence Williams sobre los corazones rotos. Yo también tenía una herida invisible en el pecho que se sentía como un vórtice absorbente. Cuando ella comentó que una de las maneras de curar esas heridas es cultivar el asombro, entendí por qué cuando recién me divorcié y me mudé de nuevo a Bogotá me fascinaban los árboles. No me había pasado que observara los árboles y los sintiera aliados. Los miraba desde la calle, absorta con su presencia; sentí alivio y esperanza porque su belleza actuaba como un bálsamo sobre mis heridas.

Ahora vengo a entender que es todo lo mismo. Que la vida son olas, trae sucesos que nos revuelcan, pero cada ola viene con su oportunidad de mostrarnos quiénes somos. La verdad prevalece, tiene patas, se para cuando el resto se desploma. Mi relación de pareja se cayó, pero los elementos ciertos, basados en el amor, permanecen y se transformarán en algo nuevo que está por verse.

Mi camino de vida, mi espiritualidad, mi salud mental han sido caminar hacia la confianza. Mi cuerpo juega un rol central; ha sido una suerte de portal, una forma de ralentizarme, prestar atención, sentirlo todo. No pretendo que la vida deje de presentar retos, pero ahora sé que mi cuerpo querrá ayudarme, sabrá hacerlo, me mostrará corrientes subterráneas de emoción y no pretenderé evadirlas. No evadiré porque la responsabilidad personal es otro de mis valores. Porque sentir el dolor de mi divorcio ha sido la forma de atravesar la bruma y reaparecer del otro lado, fortalecida. La tristeza, el duelo, la nostalgia, el miedo, la rabia, todo lo sentí porque esta experiencia me pertenece, es mía. No la abandonaré o rechazaré, porque si lo hago, ¿cuál es el punto de vivir? Duele la pérdida, lo cual indica que algo precioso ya no está, pero existió y se incorporó a mis huesos, es parte de mí. De pronto, no tengo resuelta mi adultez, pero sí sé cómo ser humana: permitiendo y sintiendo mi vida.

Este no fue el libro para convencerte de que te quieras. Ya no lo fue. Lo que me interesa es prenderte una chispa. Sembrar una semilla. Muchas veces ocurre que leemos un libro y años después germina. De pronto, puedo lograr eso contigo y en unos años digas: "Sí, me suena eso que decía Camila, lo del permiso". Así nomás, el *permiso incondicional* cobra vida; no hay vuelta atrás, y ya no tiene nada que ver con un libro, sino con algo que está vivo en ti, y sabes cómo usarlo.

Te deseo que te des el *permiso incondicional* para vivir tu experiencia humana como viene. Sé que tiene retos, pero si eliminas la resistencia, el tránsito se convierte en una aventura preciosa que se disfruta, se agradece, se valora. El *permiso incondicional* no requiere nada externo a ti. Nadie te puede cobrar por él ni te enseña unos pasos para adquirirlo. Simplemente surge de ti en el momento en que así lo elijas porque lo tienes desde siempre. De pronto, al principio es un pedacito de permiso, apenas distinguible, pero si tienes la disposición para seguir practicándolo, se amplía y, de repente, se vuelve tu automático. Entras en el permiso para ser quien eres, para vivir lo que vives, sin cuestionarlo, sin añadir sufrimiento al sufrimiento. Ahí pasa la magia: no le tienes miedo a tu experiencia.